# 평생
# 살 찌지 않는
# 기적의
# 식사법

# 평생
# 살 찌지 않는
# 기적의
# 식사법

후지타 고이치로 지음 | 최예은 옮김 | 김남규 감수

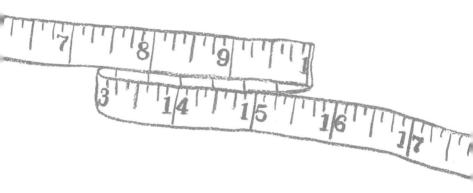

RHK
알에이치코리아

# 머리말

우리는 왜 살을 빼지 못할까.

살이 빠지지 않는 진짜 이유는 따로 있다. 그것을 모른다면, 아무리 열심히 다이어트를 해도 곧 원래의 몸무게로 되돌아오고 만다. 누구나 체중을 감량하고, 마음을 놓자마자 원상태로 돌아온 쓰라린 경험이 있을 것이다. 새로운 다이어트법이 유행할 때마다 따라 하고, 실패하기를 반복하며, 오히려 원래 체중보다 늘어나기도 한다.

그러한 부질없는 노력은 오늘로 끝내자. 살이 쉽게 찌는 사람도, 어떤 음식을 먹는지에 따라 살이 쉽게 찌지 않는 사람이될 수 있다. 매일 먹는 음식은 다이어트뿐만 아니라, 당신의 건강 상태까지 변하게 만들 것이다. 날씬한 몸으로 오랫동안 건강한 삶을 유지하고 싶다면, 식단부터 바꿔야 한다.

# 감수의 글

후지타 고이치로 선생님의 책《평생 살찌지 않는 기적의 식사법》이 한국어로 번역되어 국내 독자들에게 알려지게 된 것을 기쁘게 생각합니다. 이 책의 내용은 제목에 나와 있는 것처럼 살찌지 않는 법이기도 하지만, 우리 몸의 장 건강을 올바른 식사법으로 되찾을 수 있는 방법으로 가득합니다. 오랫동안 장 질환을 치료한 대장항문외과 의사로서, 장 건강을 위한 꾸준한 식사 실천은 각종 장 질환을 예방하는 데 크게 기여할 수 있다고 믿는 바입니다.

대장은 우리 몸의 말단 소화 기관으로, 과거에는 변이 이동하는 통로로만 인식되었습니다. 과거 30년 전에는 장 질환이 지금처럼 많지 않았습니다. 1970~1980년대 채식 위주의 식생활을 하고 경제 상황이 좋지 않았을 때는 장 질환의 빈도가 낮았던 것이지요. 그러나 경제 성장과 맞물려 서구화된 식생활과 현대화된 바쁜 사회생활 환경 때문에 다양한 장 질환이 급격하게 증가하게 되었습니다. 이에 따라 현재 대장암은 우리나라 두 번째 호발암이고 사망률이 세 번째로 높은 암으로 알려져 있습니다. 대장암을 비롯한 다양한 장 질환 즉 게실염, 용종, 염증성 장 질환 등이 증가하는 이유로 서구식 식생활과 비만 등을 꼽을 수 있습니다. 즉 가공육, 육류 및 동물성 지방 섭취 증가, 식이섬유 섭취 감소, 탄산음료 및 음주 만연, 운동 부족 및 비만 등이 그 원인이라고 할 수 있습니다.

장은 제 2의 뇌라고도 불리며 우리 몸 면역력의 70%를 차지하고 있습니다. 이러한 비밀이 밝혀지면서 장에 대한 관심이 증가하고 있습니다. 행복 호르몬인 세로토닌의 70% 이상이 장에서 만들어지고 또한 척수보다 무려 5배가 많은 5억 개의 뉴런을 가지고 있으며, 뇌와 장 사이에는 밀접한 관계가 있다는 과학적 사실도 보고되고 있습니다. 대장 내 무려 100조 개가 넘는 장내 세균의 역할이 밝혀지면서 장의 중요성이 부각되고 장내 세균에 관심을 가지게 되었다고 생각합니다. 장내 유익균과 유해균이 장 건강을 좌우하는데, 장내 세균의 역할은 음식과 많이 관련되어 있습니다. 장내 세균 환경이 건강한 상태를 잘 유지하면 장 점막이 튼튼해지고 염증이나 발암 물질로부터 보호가 잘 된다고 알려져 있습니다.

이러한 사실 근거 하에 저자는 특히 비만과 장내 세균과의 관계, 건강한 식단으로 뚱보균인 유해균을 줄여 체중 조절을 하고, 이를 오래 유지하는 방법을 제시합니다. 실제적인 음식을 알려주고 쉽게 그 음식을 만드는 법까지 소개하고 있습니다. 음식물이 장내 세균에 어떤 영향을 주고, 구체적으로 어떠한 점이 유익한지 등의 전문적인 지식을 알기 쉽게 잘 풀어내 흥미롭게 읽을 수 있습니다. 장내 세균의 환경에 따라 장 건강 및 몸의 건강이 좌우되는 것을 설명하고, 이어서 뚱보균의 실체와 이 균을 줄이는 것이 날씬하고 건강한 몸을 얻는 첫 번째 단추라는 것을 알리고 있습니다. 특히 다양한 프리바이오틱스를 제공하는 10가지 음식은 실생활에서 손쉽게 접할 수 있기 때문에 누구나 이 식사법을 실천할 수 있을 것입니다. 평소에 애매하게 알았던 부분, 예를 들면 항생제 남용의 심각성, 항생제가 장내 세균의 불균형을 초래하는 결과를 가지고 오기 때문에 항생제 사용을 극히 제한한다는 내용, 식이섬유의 자세한 역할 설명, 불수용성 식이섬유질은 천천히 씹게 되어 포만감을 유도하고 대장 운동을 촉진한다는 이야기, 활성 산소의 유해성과 이를 음식으로 조절하는 방법 등에 대해 잘 기술하였습니다. 다이어트를 할 때 저칼로리나 저지방식을 선택하면 체중 감량에는 성공할지 몰라도 몸 건강을 해칠 수 있다고 경고하고, 혈당을 올리는 탄수화물을 피하고 적절한 단백질을 섭취하길 권하고 있습니다. 즉, 칼로리에 대한 집착을 끊고 균형 있게 식사하는 것이 중요하다고 강조하였습니다. 또한 건강한 야식에 대한 권유도 잊지 않았습니다. 이처럼 독자들의 눈높이에 잘 맞춘 내용이 잘 정리되어 있습니다.

이 책은 바쁜 현대인들이 실천할 수 있는 실제적인 장 건강을 위한 식사 팁과 레시피까지 제공하여 장 건강을 유지하기 바라는 저자의 염원이 잘 담겨져 있습니다. 장 건강과 비만 개선을 원하는 모든 분들께 이 책을 적극 추천하는 바입니다.

연세대학교 의과대학 교수
세브란스병원 대장항문외과 의사 김남규

# 목차

 ## 장 건강을 위한 요구르트와 유청

 ## 체질을 바꾸는 양배추와 양배추 초절임

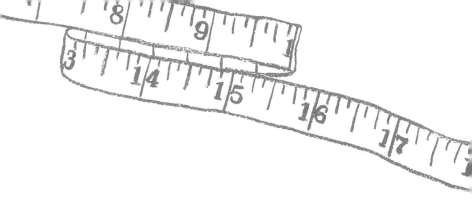

##  유익균을 늘리는 양파 초절임

##  몸을 가볍게 만드는 버섯

# 8장 노화 방지 효과가 있는 치아시드

# 9장 장을 따뜻하게 하는 올리브 오일과 갈릭 오일

# 10장 지방을 태우는 우메보시

# 유해균이
# 장을 점령하지 못하도록 막자

사람의 장에는 200여 개 종류, 약 100조 마리나 되는 장내 세균이 있다. 그중에 우리를 살찌우는 성질의 세균 집단이 있다는 사실이 밝혀졌다. 이것을 '뚱보균'이라고 부른다. 정확히는 퍼미큐티스 문 그룹에 속한 세균들이다.

몸속 장내에는 크게 퍼미큐티스 문, 박테로이데테스 문, 악티노박테리아 문, 프로테오박테리아 문이라는 네 그룹의 세균 집단이 살고 있다. 일반적으로 악티노박테리아 문은 유익균, 프로테오박테리아 문은 유해균의 집합체로 알려져 있다. 퍼미큐티스 문과 박테로이데테스 문은 중간균으로 분류된다.

뚱보균은 중간균에 속하는 세균이다. 사람이 음식을 먹을 때 발생하는 에너지를 강하게 빨아들여 장에서 흡수하는 세균인 뚱보균이 장내에서 활개를 치면 음식을 조금만 먹어도 대량의 에너지를 흡수하는 체질이 된다. 몸에서 소비하지 못한 에너지는 다시 지방으로 변해 세포에 쌓인다. 그것이 군살이 되고 점점 뚱뚱해지게 된다. 이러한 사실을 통해 살찌는 이유가 명확해졌다. 장내의 균형이 흐트러지고 뚱보균이 늘어나면 점점 뚱뚱해지고 아무리 노력해도 살이 잘 빠지지 않게 된다.

'특별히 과식하지도 않는데 좀처럼 살이 빠지지 않는다'라고 느끼는 사람은 분명 몸속의 뚱보균이 활발하게 활동하는 상태일 것이다. 장에서 뚱보균이 우세하면 철저하게 식사를 제한하거나 운동을 해도, 살이 빠지지 않을 뿐 아니라 마음을 놓는 순간 단번에 원래 상태로 돌아온다.

어떻게 해야 장내 뚱보균의 증가를 막을 수 있을까. 세균은 자신들의 번식에 유리한 먹이를 먹고 개체 수를 늘려 활동력을 높인다. 그러므로 최선의 방법은 뚱보균이 좋아하는 음식을 주지 않는 것이다.

미국 캘리포니아 대학의 아미르 자린파 교수 등은 2014년 12월 학술지인《셀 메타볼리즘Cell Metabolism》에 재미있는 연구 결과를 발표했다. 이 연구의 실험은 쥐를 대상으로 이루어졌다. 평범한 먹이를 먹는 그룹과 지방이 많은 먹이를 먹는 그룹, 먹이를 먹는 시간을 제한한 그룹과 제한하지 않은 그룹의 장내 환경을 비교했다. 연구 결과는 무척 흥미로웠다. 밤낮을 가리지 않고 온종일 많은 지방의 먹이를 먹은 그룹은 장내에 뚱보균이 가득했다. 한편 평범한 먹이를 먹은 그룹에서는 뚱보균이 늘어나지 않았다. 또한 지방이 많은 먹이를 먹어도 시간을 제한한 그룹은 평범한 먹이를 먹은 그룹만큼은 아니지만, 뚱보균만 증가하는 현상은 나타나지 않았다.

자, 정리해보자. 지방이나 당이 많은 고칼로리의 식사를 시간제한 없이, 먹고 싶을 때 먹는 행동이야말로 뚱보균을 늘리는 최악의 습관이다. 맛있는 것을 무턱대고 먹다 보면, 장내 뚱보균이 좋아하는 먹이를 주는 꼴이 되어 그들을 번식시키게 된다.

장내 세균의 존재를 정확히 인식하면, 다이어트 성공은 물론 당신의 몸도 금세 바뀔 것이다.

# 유익균이
# 우세한 장을 만들자

장내에서 가장 수가 많은 세균의 집단은 퍼미큐티스 문이다. 인류의 오랜 진화 역사 속에서 사람은 몇 번의 기아를 경험했고, 그 어려움을 뛰어넘어 생명을 유지해왔다. 먹을 것이 부족한 환경에서 살아남으려면, 장내에서 영양소를 효율적으로 흡수해주는 퍼미큐티스 문과 같은 세균의 존재가 필요했다.

하지만 지금은 다르다. 우리는 먹을 것이 넘쳐나는 시대에 살고 있다. 저렴하고 간편하게 먹을 수 있는 음식 대부분은 뚱보균이 좋아하는 지방분과 당분을 많이 포함하고 있다. 간편 조리 식품이나 패스트푸드, 편의점 도시락 등의 음식은 지방분과 당분이 가득하다. 그야말로 뚱보균의 최고 먹이다. 몸속의 뚱보균을 무작정 늘리면 비만이 되어 건강을 해치는 원인이 된다.

이제 뚱보균의 경쟁자인 '날씬균'의 세력을 늘려야 한다. 장내에서 퍼미큐티스 문 다음으로 많은 세균이 박테로이데테스 문인데, 이것이 우리를 비만에서 구해줄 날씬균이다. 박테로이데테스 문은 퍼미큐티스 문처럼 집요하게 음식에서 에너지를 뽑아내지 않는다. 그래서 날씬균이 우세한 장은 지방이나 당의 흡수율이 낮다. 또한 박테로이데테스 문은 식이섬유를 소화하는 과정에서 비만이나 당뇨병을 예방하는 데 중요한 짧은 사슬 지방산 물질을 생성한다.

어떻게 해야 뚱보균을 줄이고 날씬균이 우세한 장을 만들 수 있을까. 여기에는 두 가지 방법이 있다.

첫 번째는 날씬균이 좋아하는 음식을 매일 먹는 것이다. 뚱보균이 늘어나면 날씬균이 줄어들고, 날씬균이 늘어나면 뚱보균이 줄어드는 특성이 있다. 세균 집단은 항상 장 속에서 세력 다툼을 하면서 존재한다. 어느 집단이 장의 패권을 쥘지 결정하는 것은 우리 자신이다. 우리가 무엇을 먹는지에 따라 유익균이 늘어날지, 유해균이 늘어날지가 결정된다. 날씬균이 좋아하는 음식은 식이섬유가 많고 저지방으로 구성된 식사다. 평소 풍부한 식이섬유와 저지방 음식을 섭취하는 아프리카 원주민 어린이의 장내는 날씬균의 세력이 우세한 것으로 알려져 있다. 반면 식이섬유가 적고 고지방 음식을 많이 먹는 도시 생활자의 장내는 뚱보균의 세력이 우세해지기 쉽다.

두 번째는 장내 유익균을 늘리는 것이다. 앞서 말한 것처럼 악티노박테리아 문은 유익균, 프로테오박테리아 문은 유해균으로 불린다. 예전에는 장 건강을 이야기할 때 '유익균은 늘리고 유해균을 줄이자'라는 문제에만 초점을 맞추었다. 하지만 최근 연구에 의하면 유익균과 유해균의 수는 매우 적으며, 장 내에서 최대 세력을 자랑하는 세균은 뚱보균과 날씬균이 속한 중간균으로 밝혀지기도 했다. 중간균의 역할이 중요하다는 의미다. 왜 유익균을 늘리면 장 기능이 좋아지는 것일까. 정답은 중간균의 특성 때문이다. 중간균은 어중간한 위치에 있다가 우세한 세력에 흔들리는 성질이 있다. 다시 말해, 장내에서 유익균이 기능을 강화하면 중간균은 일제히 좋은 일을 하고 유해균이 늘어나면 나쁜 일을 시작한다. 현대 사회의 환경 속에서 뚱보균은 유해균에 가담하기 쉽고, 날씬균은 유익균을 따르기 쉬운 성향이 있다. 따라서 날씬균이 세력을 강화해 우리 몸속에서 좋은 역할을 하도록 유익균을 늘리는 일이 중요하다.

# 음식으로
# 장내 환경을 바꾸자

이 책에서는 유익균과 날씬균을 늘리고, 그들의 활동력을 높이는 음식 10가지를 소개한다. 마음에 드는 음식을 2~3가지라도 좋으니, 꼬박꼬박 챙겨 먹어보자.

가장 먼저 실천해야 하는 일은, 만들어 저장하는 것이다. 이 책에서 소개하는 음식을 준비하여, 냉장고에 넣기 바란다. 그 것을 식사할 때 곁들여 먹어보자. 유익균과 날씬균은 좋은 먹이를 주면 힘을 내고, 기능을 활성화한다.

그렇다면 왜 한 가지 음식이 아니라, 여러 가지를 준비해야 할까. 그 이유는 아무리 훌륭한 식품이라도 만능은 아니기 때문이다. 우리 몸의 건강을 유지하기 위해서는 다양한 영양소가 필요하다. 모든 영양소를 충분히 갖춘 만능 식품은 이 세상 어디에도 없다. 여러 매체에서 '이것만 먹으면 날씬해진다'라며 한 가지 식품을 만능처럼 이야기하는 것을 쉽게 접할 수 있지만, 그것은 속임수다. 끼니마다 한 가지 식품을 챙겨 먹으면 나머지는 어떤 음식이든 마음대로 먹어도 좋다는 말도 거짓이다.

마음대로 먹었는데, 그곳에 뚱보균의 먹이가 대량으로 들어 있으면 뚱보균의 세력이 강해져 날씬균은 쫓겨나고 만다. 무엇보다 매일 한 가지 식품만 먹으면, 쉽게 질린다. 한 가지 식품만 고집하는 다이어트는 지속하기 어렵다. 그래서 음식은 항상 여러 가지를 준비해두는 것이 좋다. 몇 가지 음식 재료를 조합해서 사용하면 싫증날 일이 적어진다. 만약 질리더라도, 다른 방법을 알고 있으면 자연스럽게 다음 차례로 넘어갈 수 있다.

이 책에서 소개하는 음식을 일상 속에서 2주 동안 꼬박꼬박 챙겨 먹으면 장내에서 세균 교체가 일어난다. 뚱보균이 우세했던 장은 날씬균이 우세한 장으로 변한다. 한 달이 지나면 날씬균이 우세한 장으로 정착한다. 두 달이 지나면 많이 먹어도 쉽게 살이 찌지 않는 몸으로 변할 것이다.

# 1장

# 장 건강을 위한
# 요구르트와 유청

## 유익균이 강해지면
## 유해균은 약해진다

장내 미생물군의 구성은 사람의 지문과 마찬가지로 개인 식별이 가능할 만큼 각기 다르다. 더욱 놀라운 점은 생후 1년 사이에 장내 미생물군이 완성되고, 이는 평생 변하지 않는다는 사실이다.

그렇다면 장내 미생물군의 구성은 변하지 않는데, 왜 유익균의 활동력이 유해균을 웃돌면 몸 상태가 좋아지고 유해균의 활동력이 높아지면 몸 상태가 나빠지는 걸까.

개개인의 장내 미생물군의 구성은 평생 변하지 않지만 세균 수와 세력의 판도는 날마다 변하기 때문이다. 그 열쇠는 중간균이 쥐고 있다. 중간균의 특징은 다음과 같다.

○ 장내 환경에 따라 기능을 바꾸는 기회주의적인 특성이 있다.

○ 유익균이 증가하면, 장내 세균의 최대 세력인 중간균이 우르르 몰려가 유익균을 돕는다.

○ 유해균이 증가하면, 중간균이 일제히 유해균에 협력한다.

○ 유익균은 날씬균을 지원하고 유해균은 뚱보균을 돕는다.

우리가 몸속의 유익균을 기르면 날씬균의 세력이 확대되어 마른 체질이 될 수 있다. 이러한 장내 세균의 세력 판도를 바꾸는 것은 바로 우리 자신이다. 우리가 매일 먹는 음식이 중간균의 활동을 좌우한다. 변화 속도는 매우 빠르다. 식사 습관을 바꾸는 것만으로도 24시간 이내에 변화가 생긴다.

## 장에 좋은
## 최고의 음료

다이어트를 위해서 혹은 장 건강을 위해서 매일 요구르트를 먹는 사람이 많다. 하지만 다이어트나 변비 해소가 목적이라면 요구르트를 먹는 것보다 효율적인 방법이 있다. 그것은 바로, 요구르트의 위에 생기는 맑은 액체를 마시는 것이다.

요구르트는 시간이 지나면 표면에 투명하고 맑은 웃물이 생긴다. 이 맑은 웃물이 유청이다. 유청은 장을 튼튼하게 하고 건강하게 살이 빠지도록 돕는 최고의 음료다.

요구르트는 뚱보균이 좋아하는 지방분을 함유하고 있다는 단점이 있는데, 유청에는 이 지방분이 없다. 유청은 요구르트의 하얀 부분, 즉 유지방분을 모두 걸렀기 때문이다. 그래서 우리 몸에 아주 좋은 성분만 남게 된다.

또한 유청에는 우리 몸속 세포의 원재료인 단백질이 풍부하게 들어 있으며, 유청의 단백질 속에 들어 있는 인크레틴은 호르몬 분비를 촉진하는 작용을 한다. 인크레틴의 별명은 '날씬 호르몬'이다. 이는 살찌지 않는 몸을 만들기에 가장 중요한 호르몬이다.

## 비만 탈출을 돕는
## 인크레틴

밥이나 빵, 면, 설탕 등의 탄수화물에는 포도당이 풍부하게 들어 있다. 포도당은 장에서 흡수되면 신체 곳곳의 세포에 전달되어 에너지로 바뀐다. 한편 세포에서 소비하지 못한 포도당은 다시 지방으로 변해 세포에 저장된다. 이것이 군살이 되고, 몸을 뚱뚱하게 만드는 원인이 된다. 인크레틴은 이러한 악순환의 고리를 끊는다.

날씬 호르몬, 즉 인크레틴은 소장에서 분비되고, 그곳에서 활동한다. 인크레틴은 음식이 위에서 소장으로 넘어가는 속도를 줄여 소장의 흡수를 완만하게 돕는 작용을 한다. 이렇게 되면 혈액 속에 포도당을 한꺼번에 방출하지 않아도 되어, 포도당이 지방으로 변환되는 효율을 낮추는 것이다.

## 인크레틴이
## 가득한 유청

　　장에서 흡수된 포도당이 혈관을 타고 세포에 전달될 때, 인슐린이 분비된다. 인슐린의 분비량이 줄거나 기능이 나빠지면 당뇨병이 생긴다. 생활 습관병의 일종인 당뇨병은 포도당의 과잉 섭취나 혈당치의 급상승, 비만과 같은 상태가 오래 지속되거나 반복되면 발생한다. 이러한 상태가 인슐린의 분비를 막아 기능을 악화시키는 것이다.

　　하지만 인크레틴이 몸속에서 제대로 활동하면, 포도당이 혈관을 타고 과잉으로 돌아다니는 일을 막아 비만을 방지할 수 있다. 인슐린에 과도한 부담을 주지 않고 본래의 기능을 활성화할 수 있는 것이다. 당뇨병 예방과 개선에 인크레틴의 기능은 매우 중요하다.

　　인슐린은 췌장에서 분비된다. 췌장의 기능이 약해지면 인슐린의 상태도 악화되는데, 인크레틴은 췌장 세포를 강화하고 인슐린이 효율적으로 분비되도록 돕는 작용도 한다.

　　인슐린이 분비되면 혈액 속의 포도당은 세포에 빠르게 흡수되어 에너지원으로 활용된다. 만약 인크레틴이 소장을 지키고 있으면, 소장에서 포도당이 흡수되는 속도가 느려진다. 이는 우리 몸에 에너지 부족 상태로 이어지는데, 이때 가장 먼저 에너지원으로 사용하는 것이 허리 주위에 있는 지방이다. 식사로 얻는 포도당이 부족하면 몸에 쌓여 있는 지방을 태워 쓸모없는 지방을 줄일 수 있다.

이처럼 대단한 활약을 하는 인크레틴의 분비를 촉진하는 기능이 유청에 있다. 유청을 매일 마시면 쉽게 살이 찌지 않는 몸을 만들 수 있는 이유다.

●

# 간단하게 만들어
# 건강하게 즐기자

유청 만드는 법을 알아보자.

방법은 아주 간단하다. 한 번도 요리를 해본 적이 없는 사람
이라도 만들 수 있다.

---

## 유청
## 만들기

**준비할 것**

□ 커피 드리퍼　　　□ 종이 필터　　　□ 컵
□ 플레인 요구르트　□ 랩

**만드는 법**

1 커피 드리퍼에 종이 필터를 깔고 컵 위에 올린다.

2 플레인 요구르트를 종이 필터에 붓고 랩을 씌운다.

3 냉장고에 보관한다.

4 하룻밤이 지나면 컵에 유청이 가득 담긴다.

---

이처럼 커피 내릴 때 사용하는 종이 필터로 요구르트를 거르기만 하면 된다. 밤에 잠들기 전에 해놓으면 다음 날 아침에는 영양 가득한 유청을 마실 수 있다.

유청 만들기가 번거롭다면, 플레인 요구르트를 사서 냉장고에 일주일 정도 그대로 두기만 해도 요구르트 표면에 유청이 솟아나올 것이다. 그것을 숟가락으로 떠서 먹기만 하면 된다.

유청은 그대로 마시는 것이 제일 좋다. 요구르트 음료보다 훨씬 산뜻하다. 아침에 마시면, 시큼한 맛이 장을 시원하게 깨우는 기분마저 들 것이다.

단맛을 원하는 사람은 꿀이나 사탕무, 메이플시럽을 첨가하면 된다. 이 재료들 모두 올리고당을 풍부하게 포함하고 있는 것들이다. 올리고당은 유산균과 비피두스균이 가장 좋아하는 먹이다. 매일 올리고당을 섭취하면 유익균이 우세한 장 환경이 유지된다. 다만, 단맛을 내기 위해 흰 설탕을 사용해선 안 된다. 흰 설탕은 포도당이 많고 하얗게 정제되어 장에서 빠르게 흡수하는 성질이 있다. 유청으로 인크레틴을 늘려도 그것을 뛰어넘는 포도당이 몸속으로 들어오면 충분한 효과를 얻을 수 없다는 사실을 기억하자.

유청을 활용하는 몇 가지 방법을 소개하고자 한다.

아침에 일어났을 때 피로가 덜 풀린 것 같다면, 유청에 꿀을 더하고 탄산수에 섞어서 마실 것을 추천한다. 탄산수는 모세 혈관을 확장해 혈류량을 늘리는 기능이 있어, 피로 회복에 좋다. 거기에 유청과 꿀로 장을 정돈하면 피로 회복에 좋은 최강의 음료가 될 것이다.

유청으로 드레싱도 만들 수 있다. 유청에 아마인유나 엑스트라 버진 올리브 오일과 같은 몸에 좋은 기름을 더한 후, 소금과 후추로 맛을 내면 상큼한 드레싱이 완성된다.

## 균은 살아서
## 장에 도달하지 않아도 괜찮다

최근에는 다양한 맛과 기능을 가진 요구르트가 많지만, 유청을 만들기 위해서는 생우유로만 만들어진 플레인 요구르트가 적합하다.

일부러 비싼 요구르트를 살 필요도 없다. 작은 컵에 든 고기능의 비싼 요구르트보다 원재료가 생우유뿐인 요구르트를 추천한다. 400g 이상의 대용량 요구르트는 유리컵 한 잔 정도의 유청을 만들 수 있는 분량이다.

앞서 언급했듯이, 유청에 올리고당이 포함된 재료를 더하면 유산균과 비피두스균이 보다 활발해지는 효과가 있다.

유산균이나 비피두스균은 유사 세균의 총칭으로, 매우 다양한 종류가 있다. 종류에 따라 장내에서 활약하는 역할도 다르다. 고기능 요구르트에는 건강 효과를 높이기 위해 특별히 배양한 유익균이 살아 있다. 이러한 제품을 먹으면 왠지 모르게 큰 효과를 얻을 수 있을 것 같은 기분도 든다. 하지만 꼭 그렇지만도 않다. 유산균이나 비피두스균은 위산에 약해 대부분 장에 도달하기 전에 죽는다. 이러한 점을 보완했다고 강조해 '균

이 살아서 장까지 도달한다'는 광고 카피를 내세운 제품도 등
장하고 있지만, 사실 균은 살아서 장까지 도달하지 않아도 괜
찮다.

　우리 몸속의 장에는 생후 1년 사이에 자리 잡은 유산균, 비
피두스균 등의 장내 유익균이 이미 살고 있다. 이 장내 유익균
은 새로 들어온 세균이 아무리 훌륭한 균일지라도 개개인의 장
과 궁합이 맞지 않으면 3~7일 사이에 배출되도록 한다. 그러
므로 꼭 고가의 요구르트 제품을 선택할 필요는 없다.

## 유익균이 장내 환경을
## 리드하도록 만들자

　　유산균이나 비피두스균이 장까지 도달하지 않거나, 혹은 도달하더라도 장내에 머무르지 않는다면 요구르트를 먹는 의미가 없을 것이다. 가장 중요한 것은 유산균 덩어리가 있던 액체다. 우리 몸속 유익균과 유사한 균을 키운 액체가 장내로 들어오면, 몸속 유익균의 좋은 먹이가 된다.

　　장은 우리 건강의 중심이다. 장은 뇌에서 심장, 혈액, 혈관에 이르기까지 모든 부위의 질병에 영향을 미친다. 왜냐하면 장이 우리 몸의 면역력 중 70%를 만들기 때문이다. 면역은 병을 예방하거나 치유하고, 우리 몸과 마음의 건강을 증진시키는 시스템이라고 할 수 있다.

　　장내 세균에는 면역력을 강화하는 힘이 있다. 유익균이 장내 환경을 리드하는 상태가 되면, 사람의 면역력이 최고로 활성화된다.

　　그렇다면 '우리 몸의 유익균을 어떻게 기를 것인가' 하는 방법에 대해 고민하는 것이 무엇보다 중요하다. 가장 쉽고 간단한 방법 중 하나는 일상 속에서 요구르트를 먹는 것이다. 우리 몸속 유익균과 유사한 균이 살았던 요구르트는 장내 유익균의 최고 먹이라는 점을 기억하자.

특히 요구르트에 들어 있는 유산균의 사체는 장내 유익균을 자극해 활동력을 높이는 작용을 한다. 균은 죽은 후에도 사체를 통해 유사 세균을 활성화하는 요소를 잠시 동안 방출하는 놀라운 특징을 지니고 있다.

# 가장 효과적인
## 섭취 방법

앞서 요구르트의 여러 장점에 대해 설명했지만, 요구르트가 모든 사람을 건강하게 만드는 만능 음식은 아니다.

예를 들어 비만 체질인 사람인 경우, 하루에 많은 양을 먹으면 안 된다. 지방분이 많아 뚱보균의 먹이가 되기 십상이다. 이런 사람에게는 유청을 추천한다. 유지방은 요구르트의 하얀 부분에 많이 포함되어 있다. 그것을 제거했기 때문에 지방분과 에너지 양이 큰 폭으로 줄어든다. 한편 인크레틴을 만드는 양질의 단백질, 칼슘, 마그네슘, 칼륨 등의 영양소가 풍부하게 들어 있다.

그렇다면 유청은 언제 마시는 것이 가장 효과적일까. 제일 좋은 시간은 식사하기 전이다. 인크레틴은 포도당의 흡수를 억제하는 기능이 있다. 따라서 유청을 식전에 마시면, 장으로 들어오는 포도당에 대비할 수 있다. 밥을 먹고 포도당이 몸에 흡수된 후에 유청을 먹으면 효과가 반으로 줄어든다. 유청을 식전에 마셔 인크레틴이 분비되기 쉬운 환경으로 장을 만드는 일이 중요하다.

# 이것만은
# 기억하자!

- 유익균이 증가하면 유해균은 감소한다.

- 요구르트 위에 생기는 맑은 액체, 유청은 다이어트를 돕는 최고의 음료다.

- 인크레틴은 음식이 위에서 소장으로 넘어가는 속도를 줄여 소장의 흡수를 완만하게 돕는 작용을 한다.

- 인크레틴은 당뇨병 예방과 개선에도 효과적이다.

- 매일 아침마다 유청을 마시면, 장내 뚱보균의 수가 줄고 날 씬균이 우세한 환경이 만들어진다.

- 유익균이 장내 환경을 리드하는 상태가 되도록 만들어야 한다.

# 2장

# 체질을 바꾸는 양배추와
# 양배추 초절임

# 행복감은
## 식욕으로 채울 수 없다

비만인 사람은 음식물을 섭취할 때 '배가 고파서 먹는다'가 아니라 '뇌가 원하기 때문에 먹는다'는 유형이 대다수다. 스트레스를 받으면 뇌는 눈앞의 쾌락을 향하게 된다. 일종의 도피처로 음식을 원하는 것이다.

뇌가 가장 간편하고 강력한 행복감을 얻을 수 있는 방법이 바로 식욕을 채우는 일이다. 그런 만큼 식욕으로 행복감을 채우는 습관은 뇌의 의존성을 높인다. 그래서 자신도 모르게 또 먹게 된다. 이는 배가 부른데도 식욕이 멈추지 않는 것으로 이어지기도 한다.

밥을 먹는 시간만큼은 고된 일을 잊을 수 있다. 이내 이렇게 먹으면 안 된다는 생각이 들어 식사를 제한하면, 짜증이 나고 안절부절못하게 되어 결국 먹을 것을 찾는다. 뇌가 강력하게 쾌락을 원했던 것이다. 그것을 해소하기 위해서 먹고 또 먹는다. 그런 악순환이 몸을 뚱뚱하게 만들 수 있다.

## 식사 전에
## 필요한 식습관

당뇨병이 비만과 당분의 과다 섭취로 발생한다는 것은 명확한 사실이다. 당뇨병과 비만을 겪고 있다면, 탄수화물처럼 당분이 많은 식품을 줄일 것을 권한다.

당분 제한과 함께 식전에 양배추를 먹으면 효과는 배가된다. 양배추는 건강한 장을 만드는 데 매우 좋다. 식사 전에 양배추(약 100g)를 된장과 함께 먹어보자. 이 간단한 방법은 식욕을 조절하는 데 효과가 있어 체중 감소는 물론 당뇨병 치료에도 도움이 된다.

## 우리의 뇌가
## 과식을 원한다

양배추는 다이어트 생활에 꼭 필요한 재료다.

탄수화물을 좋아하는 사람에게 갑자기 당분을 제한하라고 하면, 기분이 곧장 가라앉고 초조해진다. 뇌가 집요하게 포도당을 원하기 때문이다. 밥이나 라면, 빵, 단것이 먹고 싶어 견딜 수 없을지도 모른다.

그럴 때 양배추가 큰 도움이 된다.

식전에 양배추를 꼭꼭 씹어 먹으면 배가 살짝 차오른다. 그 상태에서 밥을 먹기 시작하면 편안한 마음으로 식사를 즐길 수 있다. 양배추는 제대로 씹지 않으면 삼키기 어려운 채소다. 씹을수록 포만 중추가 자극을 받아, 밥을 많이 먹지 않아도 식사에 만족감을 느끼게 된다.

이와 같은 행동을 2주간 반복하면, 뇌가 포도당을 원하는 현상이 사라진다. 그렇게 먹고 싶던 음식들이 더 이상 먹고 싶지 않게 된다.

특히 비만인 사람이 당분을 제한하면 체중을 빠르게 줄일 수 있다. 대사 기능이 떨어진 50대에게 가장 효과적인 건강법이기도 하다. 당분을 제한하는 일이 얼마나 힘든지 너무나도 잘 안다. 당분 제한을 시작한 많은 사람이 지속하지 못하고 원래 상태로 되돌아오는 이유는 포도당을 끈질기게 탐하는 뇌가 기분을 짜증나게 만들기 때문이다. 뇌가 포도당 의존에서 벗어나려면 평균적으로 2주의 기간이 필요하다. 식전 양배추를 먹으며 2주를 보내면 반드시 뇌와 몸에 변화가 일어날 것이다. 이는 살찌지 않는 체질로 변하는 첫 번째 단계가 될 것이다.

# 영양소가 풍부한
## 양배추

　양배추가 다이어트에 좋은 이유는 위장을 튼튼하게 만들어주기 때문이기도 하다.

　위장 건강과 장내 세균의 활동은 서로 상관관계에 있다. 위장이 건강하면 장내 세균이 활발하게 움직이고, 장내 환경도 점점 좋아진다. 자연스럽게 유익균의 기능도 활성화되어 날씬균이 우세한 장으로 바뀌고, 살이 찌지 않는 장 환경이 만들어지는 것이다.

　양배추가 위장에 좋은 이유는 양배추가 지닌 독특한 영양소인 비타민 U 덕분이다.

　양배추 특유의 성분이 위장의 점막을 보호하여, 갈라지고 약해진 점막을 복구하는 역할을 한다. 그 밖에도 다양한 영양소가 많이 들어 있다. 특히 비타민 C가 풍부한데, 하루에 양배추 잎 4장을 먹으면 하루의 비타민 C 필요량을 전부 섭취할 수 있다. 비타민 C는 면역 세포의 기능을 촉진하는 작용을 한다. 따라서 감기와 같은 감염증을 포함해 모든 병의 예방에 도움이 된다. 피로 회복이나 미용 효과 등도 기대할 수 있다.

또한 지혈 비타민으로 불리는 비타민 K도 들어 있다. 비타민 K는 궤양으로 상처 입은 위 점막을 지혈하는 작용을 한다. 칼슘의 기능을 돕기도 해 양배추를 먹으면 골다공증도 예방할 수 있다. 양배추에는 지방의 대사를 활성화하고 중성 지방이나 콜레스테롤이 간에 쌓이는 것을 막는 비타민 B의 동료인 이노시톨, 세포의 재생과 에너지 대사를 촉진하는 비타민 B12, 동맥 경화를 예방하는 비타민 B6 등도 들어 있다.

특히, 양배추는 장 건강에 중요한 역할을 한다. 식이섬유를 균형 있게 포함하고 있기 때문이다. 식이섬유에는 수용성과 불용성이 있다. 각각의 특징은 다음과 같다.

○ **수용성 식이섬유**  수분이 더해지면 끈적끈적하게 변해 장내 세균이 좋아하는 먹이로 변신한다.
수용성 식이섬유를 몸속 유해균 무리의 먹이로 주면 유해균이 대량으로 번식하는 일이 사라진다.

○ **불용성 식이섬유**  수분이 더해지면 10배 이상 팽창하여 장에 쌓인 쓰레기를 긁어모아 대변으로 배출하는 작용을 한다.


양배추는 이 두 가지 식이섬유가 골고루 들어 있으므로 꼭 챙겨 먹길 권한다.

●
# 양배추 초절임은
# 장내 환경을 바꾼다

양배추를 활용해 양배추 초절임을 만들어도 좋다.
양배추 초절임을 만드는 방법도 아주 간단하다.

## 🍴 양배추 초절임
## 만들기

### 준비할 것

☐ 양배추 1/2통          ☐ 소금 2작은술          ☐ 식초 200㎖
☐ 알갱이 머스터드(생략 가능) 2작은술

### 만드는 법

1  양배추는 깨끗이 씻어 채썰기한다.

2  지퍼 백에 양배추와 소금을 넣고 숨이 죽을 때까지 가볍게 주무른다.

3  식초를 붓는다. 기호에 따라 알갱이 머스터드를 넣는다.

4  재료를 담은 지퍼 백을 가볍게 주무른다.

5  보존 용기에 담는다.

이때 양배추는 자르는 방식에 따라 식감이 달라진다.

아삭아삭한 식감을 좋아하는 사람은 양배추 심이 세로가 되도록 놓고 자르면 된다. 이는 식이섬유를 따라 자르는 방법이기에 씹는 맛을 그대로 살릴 수 있다. 부드러운 식감의 양배추를 좋아하는 사람은 양배추 심에 칼을 수직으로 넣어 자르면 된다. 식이섬유를 끊어 부드럽게 씹히는 식감을 맛볼 수 있다. 자신의 취향에 맞게 양배추를 잘라 만들면 된다.

양배추 초절임은 만들어서 바로 먹어도 되지만 반나절 이상 숙성하면 식초와 양배추가 잘 어우러져 맛이 더욱 좋아진다.

장시간 절이면 발효되어 유산균이 증가하기 때문에 장내 환경 개선에 한층 더 높은 효과를 기대할 수 있다.

냉장고에 보관하면 대체로 7~10일간은 먹을 수 있으니 넉넉하게 만들어두면 편하다. 반드시 냉장고에 보관하고, 상하기 전에 전부 먹어야 한다.

먹는 양이나 횟수 등 정확히 정해진 규칙은 없으나 처음 2주 동안은 하루에 한 번씩 꼬박꼬박 챙겨 먹길 바란다. 2주가 지나면 장내 환경이 바뀌고 건강한 장의 효과를 반드시 실감할 수 있을 것이다.

한 번에 많은 양을 먹는 것보다 매일 소량씩 먹는 습관을 기르는 것이 중요하다. 먹는 시간 역시 정해진 것은 없지만 가장 좋은 시간은 식사 전이다. 식전에 양배추를 씹어 먹으면 포만 중추가 자극을 받아 과식을 예방하기 때문이다.

## 초산과 아미노산이
## 풍부한 식초

양배추 초절임이 다이어트에 좋은 이유는 식초의 성분이 장내 환경을 정돈하기 때문이다. 식초는 유해균의 대량 번식을 막는 효과가 있다. 식사 때마다 식초를 한 숟가락씩 먹으면 식후의 혈당치 상승을 억제하여 당뇨병도 예방할 수 있다.

식초의 주성분은 초산과 아미노산인데, 초산에는 다음과 같은 건강 효과가 있다.

○ **고혈압 예방** 혈관을 넓혀 혈액의 흐름을 돕는 역할을 한다. 혈류가 좋아지면 고혈압도 예방할 수 있다. 다만, 이 효과를 얻으려면 매일 소량의 식초를 계속 먹어야 한다. 식초를 먹기를 그만두면 며칠 내에 원래 상태로 돌아온다.

○ **체중 감소** 지방의 흡수를 막아 내장 지방을 태우기 쉽게 만든다.

○ **대장암 예방** 장의 연동 운동을 촉진하여 변비를 해소한다. 연동 운동이란, 장이 세심하게 수축하는 움직임이다. 장 속의 내용물을 점점 앞으로 밀어내는 작용이다. 이 움직임이 활성화되면 대변이 오랫동안 장내에 머무르지 못한다. 그러면 대장의 점막 세포를 손상시키는 유해 물질이 신속히 배출되어 암세포로 변하는 것을 예

방할 수 있다.

○ **피로 회복**  체내에서 구연산으로 변해 피로 회복을 돕는다.


식초의 주성분인 아미노산의 작용도 중요하다.

인간의 몸은 약 60%가 수분이고, 약 20%는 단백질로 구성되어 있다. 아미노산은 단백질을 구성하는 최소 성분으로, 인체를 구성하는 약 37조 개에 달하는 세포의 재료이기도 하다. 아미노산이 균형 있게 공급되는 몸에서는 건강한 세포가 재생된다. 식초는 아미노산의 균형을 맞추는 데 아주 훌륭한 식품이다.

# 간 건강을 챙기는
# 가장 간단한 방법

양배추 초절임을 먹으면, 간의 피로를 해소하는 효과도 기대할 수 있다. 양배추 초절임에 포함된 비타민 U가 간 기능을 활성화하는 작용을 하기 때문이다. 양배추의 이노시톨 성분은 혈관 내 콜레스테롤의 흐름을 조절하고, 간에 중성 지방이나 콜레스테롤이 쌓이는 것을 막는다. 또한 간에 이미 쌓인 중성 지방을 줄이는 효과도 있다.

간은 '몸의 화학 공장'이라고도 불린다.

위에서 흡수한 영양소는 간으로 전달되어 몸에 필요한 물질로 가공된다. 또한 영양소와 함께 흡수된 유해 물질의 독을 없애는 해독 처리도 맡고 있다. 소화액인 담즙을 생성하는 일도 간의 업무다. 이외에도 간의 역할은 500가지 이상으로 알려져 있다.

이렇게 중대한 역할을 맡고 있는 장기인 만큼 쉽게 피로가 쌓이기도 한다. 그러나 피로가 쌓여 기능이 떨어져도 자각 증상이 쉽게 나타나지 않는다. 그로 인해 '침묵의 장기'로 불리기도 한다. 하지만 이를 모른 채 계속 방치하면 어느 순간 몸에 이상이 생긴다. 예를 들면 나른함, 권태감이나 기운 없음, 불면증이나 시도 때도 없이 찾아오는 졸음 등의 증상이 점점 강해진다. 식욕 부진이나 구토 증상이 생기거나, 몸이 가렵고 발이 붓기도 한다. 숨이 차고 손바닥이 빨개지는 등의 증세도 나타난다.

평소에 이런 증상이 오래되면 우선 전문의를 찾아가 상담해야 한다. 만약 간 기능에 이상이 없다는 판단을 받았다면, 양배추 초절임 먹기를 실천해보자. 몸 상태가 좋아지는 효과를 곧바로 느낄 수 있다. 양배추 초절임을 매일 먹으면 장뿐 아니라 간에도 좋다는 사실을 기억하자.

# 조금씩,
# 매일 먹기

우리 몸에 좋은 양배추와 식초를 조합해서 만든 양배추 초절임은 건강하게 체중을 줄이는 데 매우 효과적인 요리 중 하나다. 밥을 먹기 전에 조금씩이라도 꾸준하게 먹으면 분명 살이 찌지 않는 체질로 바뀔 것이다.

다른 요리에 활용하거나 곁들여 먹는 방법도 추천한다. 좋아하는 생채소에 아마인유나 엑스트라 버진 올리브 오일을 살짝 두르고 소금과 후추로 간을 하면 맛있는 샐러드로 완성된다. 말린 치어나 캔 참치, 미역, 소금으로 살짝 문지른 오이 등과 곁들이면 맛있는 초절임 요리가 된다.

조금 더 간단한 레시피도 있다. 방울토마토를 반으로 잘라 양배추 초절임과 함께 먹어도 좋다. 차가운 두부나 낫토 위에 얹어서 먹어도 맛있다. 맛에 변화를 주고 싶을 때는 유자 후추나 시치미(일곱 가지 맛이 담긴 일본 조미료), 명란젓, 참기름 등과 함께 먹어보자.

# 이것만은
# 기억하자!

- 식욕이 줄지 않는 이유는 뇌가 스트레스를 받았기 때문이다. 그 욕구를 충족시키려고 계속 먹으면 다이어트에 성공하기 어렵다.

- 식전에 양배추나 양배추 초절임을 먹으면, 음식에 대한 뇌의 집착을 쉽게 끊을 수 있다.

- 양배추는 위장과 장 건강에 큰 도움이 된다.

- 식초는 유해균의 대량 번식을 막는 효과가 있을 뿐만 아니라, 당뇨병 예방에도 많은 도움이 된다.

- 양배추 초절임은 간의 피로를 해소하는 효과가 있다.

- 다양한 방법으로 양배추 초절임을 먹어보자.

# 3장

# 유익균을 늘리는 양파 초절임

●
# 양파 초절임을
# 만들자

앞서 설명한 양배추 초절임에 이어서 양파 초절임
을 소개하고자 한다.

## 양파 초절임 만들기

**준비할 것**

- □ 양파 1개
- □ 식초 150~200㎖
- □ 소금 약간
- □ 꿀 2큰술

**만드는 법**

1 양파는 껍질을 벗겨 세로로 반 자른다. 심과 싹을 자르고, 식이섬
유 결을 따라 얇게 썬다.

2 손질한 양파를 큰 그릇에 담아 실온에 30분~1시간 정도 둔다.

3 소금을 뿌리고 잘 섞는다.

4 보존 용기에 담은 후, 양파가 잠길 만큼 식초를 붓는다.

5 꿀을 넣고 잘 섞는다.

## 프로바이오틱스와
## 프리바이오틱스

요구르트나 된장 등 발효 식품 속의 살아 있는 균을 장으로 보내 장 기능을 활성화하려는 것을 '프로바이오틱스'라고 한다.

이와 함께 '프리바이오틱스'라는 말도 자주 듣게 된다. 간단히 이야기하면, 유익균의 먹이가 되는 성분이다. 우리 장내에 이미 형성된 유익균의 먹이를 장으로 보내 활동력을 높이자는 것이다.

프로바이오틱스와 프리바이오틱스, 이 두 가지를 잘 조합하면 장내 환경은 더욱 좋아진다. 이것을 '신바이오틱스'라고 부른다.

양파는 프리바이오틱스에 매우 효과적인 식품이다. 올리고당이 풍부하기 때문이다. 유산균이나 비피두스균과 같은 유익균은 올리고당을 무척 좋아한다.

올리고당과 관련된 다음과 같은 실험도 있다. 올리고당을 매일 먹었더니 장내 비피두스균의 양이 1주 만에 2배 이상 증가했고, 2주 후에는 3배 가까이 늘어났다. 그런데 올리고당 섭취를 끊자, 1주일 후에 거의 원상태로 되돌아왔다. 다시 말해 몸속 유익균을 늘려 날씬균이 활동하기 쉬운 장내 환경을 만들려면 올리고당을 매일 먹는 일이 중요하다는 것이다.

올리고당이 풍부한 양파 초절임을 매일 먹으면 우리 몸속 유익균이 좋아하는 최상의 먹이를 주어 유익균 기능이 활성화된다. 올리고당은 강낭콩 등의 콩류나 우엉에도 풍부하게 들어 있다. 콩가루나 낫토 역시 우리 몸속 유익균을 늘리는 식품이다.

올리고당은 시중에서 감미료로 판매한다. 이를 구입할 때는 올리고당이 100%에 가까운 제품을 골라야 한다. 올리고당보다 설탕이 더 많이 들어 있거나 인공 감미료로 단맛을 낸 것도 있고, 산화 방지제나 보존료 등의 식품 첨가물이 들어 있는 것도 있다. 올리고당을 살 때는 제품 라벨의 원재료 부분을 반드시 확인해 이러한 제품은 피해야 한다.

자연산 벌꿀도 추천한다. 올리고당이 풍부한 데다 비타민, 미네랄, 아미노산, 항산화 물질 등 건강한 몸에 필요한 성분이 많이 함유되어 있다. 사탕무에도 올리고당이 많다. 다만 미국산 사탕무는 유전자를 변형시켜 재조합한 것도 있으므로, 제품 라벨에 기재된 원재료를 정확히 확인하고 좋은 제품을 선택하자.

# 양파의 매운맛은
# 암을 예방한다

　　양파에는 장을 건강하게 하고 유익균을 늘려, 날씬 균의 활동력을 높이는 기능이 들어 있다. 이외에도 다양한 효과가 있다.

　　가장 먼저 암을 예방하는 기능이다. 양파 안에 들어 있는 황화알릴 성분은 항암 작용으로 유명하다. 특히 위암이나 대장암을 예방하는 효과가 있다고 알려져 있다.

　　황화알릴은 양파의 매운맛을 내는 성분으로, 우리가 양파를 자를 때 눈물을 흘리게 하는 성분이기도 하다. 바로 그 매운맛이 암 예방에 탁월한 효과를 낸다. 양파를 생으로 먹을 때 매운맛을 없애려고 물에 담그는 사람이 있는데, 이는 효능을 반으로 줄어들게 하는 과정이다.

　　양파 초절임을 만들 때 얇게 썬 양파를 30분에서 1시간 정도 실온에 두면 황화알릴 등 양파의 유효 성분이 밖으로 배어나와 건강 효과가 한층 높아지게 된다.

　　황화알릴은 피로 회복에도 좋다. 비타민 B1의 흡수를 돕는 작용을 하기 때문이다. 비타민 B1은 체내의 당질을 에너지로 바꿀 때 효소의 작용을 돕는 역할을 한다. 몸의 대사를 활발하게 하여 에너지를 효율적으로 만드는 데 없어서는 안 되는 재료가 비타민 B1이다. 그래서 비타민 B1은 다이어트에도 좋다.

체내에서 소비하지 못하고 남은 당분은 지방으로 변해 몸에 쌓인다. 이러한 현상을 막으려면 황화알릴과 비타민 B1을 함께 섭취하여 당분을 에너지로 바꾸는 힘을 키워야 한다. 비타민 B1은 돼지고기나 장어, 현미, 메밀, 콩, 두부나 낫토, 참깨 등에도 많이 들어 있다.

# 혈관을
# 젊게 만드는 성분

양파에는 항산화 성분인 케르세틴이 들어 있다. 케르세틴은 혈액의 흐름을 원활하게 만들고 혈관이 산화되어 발생하는 여러 위험을 예방한다. 또한 노화를 방지하는 역할도 한다.

혈관이 노화되어 생기는 질병으로는 동맥 경화가 있다. 동맥 경화는 뇌경색이나 심근경색 등 생명과 연관되는 중병으로 이어지는 증상이다. 혈관을 젊게 만드는 양파를 매일 먹으면 동맥 경화를 예방하고 개선하는 효과가 나타난다. 동맥 경화는 고혈압의 원인이기도 하다. 혈관의 기능이 떨어지고 굳어진 상태에서 온몸으로 혈류를 보내려면 혈관에 강한 압력을 가해야 하는데 이는 고혈압으로 이어진다. 최고 혈압이 $140mmHg$ 이상이거나 최저 혈압이 $90mmHg$ 이상이면 고혈압으로 진단한다.

이때 양파 초절임을 먹으면 큰 효과를 거둘 수 있다.

매일 식초를 한 숟가락($15ml$)씩 먹으면 혈압이 낮아진다. 초산이 세포에 흡수되면 아데노신을 생성하는데, 아데노신은 혈관을 팽창시켜 혈류의 흐름을 원활하게 하는 작용을 한다.

혈관을 젊게 되돌리는 케르세틴과 혈류의 흐름을 돕는 아데노신이 모두 들어 있는 양파 초절임은 고혈압에 아주 좋은 음식이다. 양파 초절임으로 고혈압을 개선하려면, 양파 초절임을 먹을 때 절임 국물도 함께 먹어야 한다는 점을 기억하자.

## 짧은 사슬 지방산에
## 주목할 것

'이것만 먹으면 건강해진다!'라는 만능 식품은 이 세상에 존재하지 않는다. 하지만 날씬한 체질로 바꾸고 몸을 건강하게 만드는 만능 성분은 있다. 바로 '짧은 사슬 지방산'이다. 짧은 사슬 지방산은 몸속에서 다음과 같은 역할을 한다.

○ 체내에 지방이 쌓이는 것을 막고 온몸의 대사를 활성화하여, 비만을 방지한다.

○ 비만을 방지하고 당뇨병을 예방하는 인크레틴의 분비를 돕는다.

○ 면역에 중요한 작용을 하는 T세포를 늘린다.

○ 행복 호르몬인 세로토닌의 분비를 촉진한다.

○ 장의 활동을 돕는 에너지원이 된다.

○ 장의 방어 기능을 높여 식중독이나 염증, 음식 알레르기, 동맥 경화 등의 질병을 예방한다.

이처럼 짧은 사슬 지방산은 다이어트는 물론 건강 증진에도 효과가 좋은 물질이다.

그렇다면 우리 몸에 이러한 만병통치약을 어떻게 하면 늘릴 수 있을까. 장내에 날씬균인 박테로이데테스 문을 늘리면 된다. 날씬균은 식이섬유나 올리고당을 섭취하면 짧은 사슬 지방산을 생성하기 때문이다.

식이섬유와 올리고당에 식초를 더해서 함께 먹으면 체내에 짧은 사슬 지방산의 생성량이 늘어난다는 사실이 밝혀졌다. 왜냐하면 식초에 들어 있는 초산이 바로 짧은 사슬 지방산의 하나이기 때문이다.

그 외에도 짧은 사슬 지방산에는 뷰티르산이나 카프론산도 들어 있는데, 이것은 주로 버터나 치즈에 함유되어 있다. 버터나 치즈는 지방분이 많아 너무 많이 먹으면 오히려 뚱보균을 늘려 비만으로 이어지기 쉬우니 섭취 시 유의해야 한다.

## 짧은 사슬 지방산이 줄면
## 지방이 쉽게 쌓인다

미국 국립보건원(NIH) 산하 당뇨·소화기·신장병 연구소(NIDDK)는 실험을 통해, 표준 체중인 사람의 체내에 흡수된 에너지가 150kcal 늘어날 때마다 장내 뚱보균이 20%나 증가하고 그만큼 날씬균이 감소한다는 사실을 밝혀냈다. 더불어 장내에 날씬균이 줄면, 짧은 사슬 지방산의 양이 줄고 지방이 몸에 쌓이기 쉽다는 사실도 확인했다.

그렇다면 왜 짧은 사슬 지방산이 줄면 몸에 지방이 쉽게 쌓이는 것일까.

비만은 지방 세포 내부에 지방이 차곡차곡 쌓여 점점 비대해지며 발생한다. 지방 세포에는 짧은 사슬 지방산을 감지하는 센서(수용체)가 붙어 있는데, 그 센서가 짧은 사슬 지방산을 감지하면 세포는 영양분을 섭취하지 않아 지방이 과잉으로 쌓이는 것을 막는다. 더 나아가 짧은 사슬 지방산의 초산이 뇌에 도달하면 식욕을 억제하는 자극을 주어 과식을 예방할 수 있다. '더 먹고 싶다'라는 뇌의 욕구가 사라져 '나도 모르게 너무 많이 먹었다'는 일이 없어지게 된다.

교감 신경에도 짧은 사슬 지방산에 반응하는 센서가 있다.

우리 몸은 주로 내장의 기능을 조절하는 자율 신경에 의해 생명 활동을 유지한다. 자율 신경은 활동할 때 활성화하는 교감 신경과 휴식할 때 활성화하는 부교감 신경이 서로 균형을 잡으며 몸의 상태를 조절한다. 그중에서 교감 신경이 짧은 사슬 지방산을 감지하면 온몸의 대사가 활성화된다. 심박 수가 증가하거나 체온이 상승하며, 지방을 소비하기 시작하는 것이다.

도쿄농공대학 대학원의 기무라 이쿠오 특임 준교수는 짧은 사슬 지방산을 감지하는 센서는 비장이나 림프샘과 같은 면역계 조직 등에도 존재한다고 말했다. 다시 말해, 짧은 사슬 지방산은 전신의 에너지 조절이나 면역력 증진과도 밀접하게 연관되어 있다는 것이다.

다이어트와 건강 증진에 모두 도움이 되는 짧은 사슬 지방산을 늘리는 가장 좋은 요리가 바로 양파 초절임이다.

## 식초는
## 매일 섭취해야 한다

식초를 원액으로 마시는 건강법이 유행한 적이 있다. 하지만 농도가 짙은 식초를 그대로 마시면, 산이 너무 강해 입안이나 식도, 위 등의 점막을 손상시키거나 속 쓰림과 같은 부작용을 일으킬 수 있다. 또 치아의 법랑질이 녹기도 한다.

식초는 조미료의 하나로 요리에 넣어 매일 소량씩 섭취하는 것이 가장 좋은데, 식초를 고르는 방법도 중요하다. 식초에는 양조 식초와 합성 식초가 있다. 식초를 사기 전에 제품 라벨을 꼼꼼히 확인하여 합성 식초를 사지 않도록 해야 한다. 합성 식초란 인공적으로 만든 조미료로 설탕이나 산미료, 화학조미료 등을 합성해 제조한 것이다. 원재료명을 확인했을 때 바로 알 수 있는 심플한 재료로 만들어진 식초를 선택하는 것이 안전하다.

양조 식초에는 다양한 종류가 있다. 종류에 따라 맛이나 건강 효과는 조금씩 다르지만 모두 초산이 함유되어 있다는 공통점을 지니고 있다.

각 식초의 특징은 다음과 같다.

○ **곡물 식초**  가장 보편화된 식초다. 밀이나 쌀, 옥수수 등을 원재료로 사용한다.

○ **쌀 식초**  쌀을 주원료로 만든 식초다. 1ℓ당 쌀이 40g 이상 들어간 것을 말한다. 쌀의 단맛과 감칠맛이 느껴지고, 맛도 순하다.

○ **흑초**  장기간 숙성으로 누룩곰팡이를 발효시켜 색이 호박색이다. 구연산과 아미노산이 풍부하다. 피로 회복이나 다이어트, 고혈압 예방에도 좋다.
신맛이 적어 고기 요리나 중국식 요리와 잘 어울린다.

○ **사과 식초**  사과로 만든 과실초다. 과일 향이 짙어 달콤하고, 상큼한 산미가 특징이다.
다른 식초보다 칼륨이 풍부하게 들어 있다. 칼륨은 나트륨을 배출하는 기능이 있어 고혈압 예방이나 부기 해소에도 도움이 된다.

○ **와인 식초**  포도 과즙으로 만든 식초다. 와인과 유사한 떫은맛과 향이 있다.
레드 와인 식초에는 항산화 작용이 강한 폴리페놀이 풍부하고 콜레스테롤을 억제하는 기능이 있으며, 화이트 와인 식초에는 동맥경화 예방과 피로 회복, 장을 정돈하는 기능이 있다.

○ **발사믹 식초**  와인 식초와 마찬가지로 원료가 포도 과즙이다. 숙성 기간이 길어 구연산과 아미노산, 폴리페놀이 많이 들어 있다.
암 예방과 노화 방지, 생활 습관병을 예방한다.

# 이것만은
# 기억하자!

- 프로바이오틱스와 프리바이오틱스, 이 두 가지를 잘 조합하면 장내 환경이 더욱 좋아진다.

- 양파에는 장을 건강하게 하고 유익균을 늘리는 성분이 포함되어 있다.

- 양파는 암을 예방하고, 피로 회복에도 효과적이다. 또한 노화를 방지하는 데도 좋다.

- 짧은 사슬 지방산은 다이어트는 물론 건강 증진에도 도움이 되는 만능 성분이다.

- 장내에 날씬균이 줄면 짧은 사슬 지방산의 양이 적어지고, 지방이 몸에 쌓이기 쉽다.

- 양파 초절임은 올리고당과 초산을 한꺼번에 충분히 섭취할 수 있는 간편 요리다.

# 4장

몸을 가볍게 만드는
버섯

## 항생 물질이
## 우리를 살찌게 한다

아주 재미있는 책을 발견했다. 《인간은 왜 세균과 공존해야 하는가》라는 책이다. 저자인 마틴 블레이저는 뉴욕 대학교 의과대학 교수이자 30년 이상 사람의 건강과 세균의 관계를 연구해온 학자다.

블레이저 교수는 책 속에서 항생 물질의 남용과 오용을 이야기한다. 그 내용 중 하나가 가축에게 항생제를 투여하는 일이다. 가축이 태어나면 곧바로 항생제를 투여한다. 이는 세계 각국에서 일어나는 일이다. 항생제를 주입하면 가축은 살이 찌고 몸속에 지방을 많이 저장할 수 있게 된다. 가축의 몸집을 키워 육류 양을 늘리려는 속셈이다.

가축에게 항생제를 투여하면 왜 살이 찔까.

이 의문을 풀기 위해 연구를 거듭했다. 이를 통해 치료에 사용하는 용량 이하의 항생제라도 일단 투여하면, 장내 미생물균의 구성을 바꾼다는 사실을 밝혀냈다. 쉽게 말해, 장내가 뚱보균이 우세한 환경으로 쉽게 변하는 것이다.

블레이저 교수 연구 팀은 쥐의 맹장의 내용물로 짧은 사슬 지방산의 양을 측정했다. 연구 결과, 적은 양의 항생제를 투여한 집단은 항생제를 많이 투여한 집단보다 짧은 사슬 지방산이 통계적으로 더 많은 것으로 나타났다.

다음으로, 어린 쥐의 장내에는 어떤 종류의 세균이 우세한지 조사했다. 출생 4주째의 쥐에서는 유산 간균이 많다는 결과가 나왔다. 유산 간균은 어머니의 질 속에 있는 상재균이다. 우리는 태어날 때 어머니의 산도에 있는 유산 간균을 대량으로 삼켜 자신의 장내 유익균으로 삼는다. 이 유산 간균은 수유기를 마칠 때까지 장내 우세 세력이 된다. 출생한 지 4주째인 쥐는 거의 수유기가 끝나는 시기인데, 이때는 장내에 유산 간균이 많다. 하지만 항생제를 투여한 쥐의 장내에는 유산 간균 대부분이 사라지고 다른 종류의 세균이 우세한 것으로 나타났다.

블레이저 교수는 그 균이 어떤 세균인지 명확하게 언급하지는 않았지만 그것은 퍼미큐티스 문, 즉 뚱보균일 것이다.

## 장내 미생물군은
## 빠르게 변한다

블레이저 교수는 '가장 뚜렷하게 나타나는 현대의 역병은 비만이다'라고 지적했다.

미국에서는 1990년 12%였던 비만 인구가 2010년에 30%를 넘었다. 이는 단지 미국에서만 일어나는 현상은 아니다. 세계보건기구(WHO)는 2008년 세계 15억 명의 성인이 표준 체중을 초과했으며, 그중 약 2억 명의 남성과 약 3억 명의 여성이 비만이라고 밝혔다.

세계적으로 비만 인구가 늘어나는 현상은 단순히 음식이나 운동 부족만의 문제가 아니다. 최근에 우리가 항생 물질을 자주 섭취하게 된 일도 심각한 원인의 하나다.

병원에서는 중이염이나 감기에 걸리면 바로 항생제를 처방한다. 환자는 의사의 처방을 의심하지 않고 항생제가 들어간 약을 삼킨다. 하지만 최근 연구에서, 항생제에는 감기를 치료하는 기능이나 2차 감염을 예방하는 기능이 없다는 사실이 드러났다.

또한 식생활에서 쉽게 접하는 육류 속의 항생 물질도 자주 섭취하게 된다.

이처럼 날마다 장내 미생물군을 혼란시키는 일을 반복하면서 체중이 증가하는 것이다.

블레이저 교수 연구 팀의 조사를 통해 한 가지 더 중요한 사실이 나타났다. 쥐의 신체 조직 변화는 16주 후에 나타났지만 장내 미생물군의 구성 변화는 불과 4주 만에 뚜렷하게 나타났다는 사실이다. 즉, 장내 미생물군의 변화는 신체 조성보다 빠르게 일어난다. 몸이 뚱뚱해지기 훨씬 이전 단계에서 장내 미생물군에 변화가 생긴다는 말이다.

이것을 반대로 생각해보자. 먼저 장내의 미생물군을 변화시키면 신체 조직도 점점 변한다. 날씬균을 늘리려고 노력하면 살이 빠지기 마련이다. 이를 위해서는 충분한 식이섬유가 필요하다. 날씬균은 식이섬유를 먹고, 짧은 사슬 지방산을 생성하기 때문이다.

●
## 식이섬유가
## 가득 들어 있는 버섯


버섯에는 식이섬유가 풍부하게 들어 있다. 100g을 기준으로 했을 때, 새송이버섯에는 4.3g, 팽이버섯에는 3.9g, 만가닥버섯에는 3.7g, 표고버섯에는 3.5g, 잎새버섯에는 2.7g의 식이섬유가 함유되어 있다.

버섯에는 수용성과 불용성, 두 종류의 식이섬유가 균형 있게 들어 있다는 점이 핵심이다.

수용성 식이섬유와 불용성 식이섬유의 특징은 다음과 같다.


○ **수용성 식이섬유**  수분을 머금으면 끈적끈적해진다. 젤 형태로 변한 수용성 식이섬유는 음식을 감싸고 위장을 천천히 이동한다. 이를 통해, 소화 흡수가 천천히 이루어져 식후에 혈당치가 급격하게 상승하는 현상을 억제할 수 있다.

우리 몸에 유해한 물질이나 불필요한 콜레스테롤 등을 모아서 대변으로 배출하는 작용도 한다.

또한 장내에서 발효되어 장내 세균들의 먹이가 된다.

○ **불용성 식이섬유**  물에 녹지 않지만 물을 머금으면 크게 부풀어 오른다. 이것이 장내에 필요 없는 노폐물들을 모아서 대변으로 만든

다. 장 벽을 자극하여 내용물을 앞으로 밀어내는 연동 운동을 활성화시켜 대변을 보도록 한다.

불용성 식이섬유가 풍부한 음식 재료는 섬유질이 많아 제대로 씹지 않으면 삼킬 수 없다. 그래서 많이 씹게 되는데, 씹을수록 뇌의 포만 중추가 자극되어 조금만 먹어도 포만감이 느껴진다. 과식을 막을 수 있어 다이어트에 반드시 필요한 영양소다.

하루에 섭취해야 하는 식이섬유의 권장량은 성인 남성은 19g 이상, 성인 여성은 17g 이상이다. 하지만 실제 섭취량은 14g도 되지 않는다. 식이섬유가 부족하면 배설물이 몸속에 계속 쌓여 배가 점점 불룩하게 나올 수밖에 없다.

식이섬유의 부족을 완벽하게 보완하는 음식이 바로 버섯이다. 하루에 굵은 새송이버섯 2개(약 100g)를 먹으면 식이섬유 부족분을 전부 채울 수 있다.

●

# 든든한
# 다이어트 지원군

버섯은 집에 저장해두기 편리하다는 장점이 있어 다이어트의 든든한 지원군이 될 것이다.

버섯의 밑뿌리를 잘라내고 먹기 좋은 크기로 썰어, 냉동용 보존 팩에 담아 냉동실에 저장하는 것을 '냉동 버섯'이라고 부

---

### 냉동 버섯
### 만들기

**준비할 것**

☐ 버섯(세 종류 이상)

**만드는 법**

1  버섯의 밑뿌리를 자른 후, 먹기 좋은 크기로 자른다.

2  냉동용 보존 팩에 넣고 냉동한다.

3  요리할 때는 냉동 상태 그대로 가열한다.

---

르도록 하겠다. 이렇게 냉동 버섯을 저장해두면, 매일 여러 종류의 버섯을 간편하게 먹을 수 있다.

식이섬유를 많이 먹으면 얼마 지나지 않아, 장내 미생물군의 세력 판도가 바뀌기 시작한다. 그 속도는 매우 빨라 식사만 바꿔도 불과 24시간 내에 변화가 일어난다. 2주가 지나면 장내의 세균 교체가 거의 끝이 난다.

다만, 다시 장에 좋지 않은 음식을 넣으면 곧바로 나쁜 방향으로 세균 교체가 진행된다. 그때는 다음 식사에서 식이섬유를 충분히 섭취하면 된다. 이처럼 꾸준하게 식이섬유를 섭취한다면, 유해균이나 뚱보균이 과잉으로 번식할 염려가 없다. 식이섬유가 가득한 버섯을 먹으면 유익균이나 날씬균이 다시 우세해지도록 장을 정돈해줄 것이다.

버섯을 한 번에 너무 많이 먹으면 두드러기 같은 알레르기 반응이 일어날 수도 있다. 아무리 건강에 좋은 재료도 지나치면 미치지 못한 것과 같은 이치다. 냉동 버섯을 만들어 매일 적당량씩 챙겨 먹길 권한다.

다시 한 번 강조하지만, 한꺼번에 많은 양을 먹는 것보다 조금씩 매일 먹는 것이 중요하다.

# 활용도가 높은
# 냉동 버섯

버섯은 실온 상태 그대로 가열하여 요리하는 것보다 냉동 상태에서 요리하는 편이 훨씬 맛있다는 특징도 있다. 버섯을 냉동하면 세포막이 파괴되어 구아닐산과 같은 감칠맛 성분이 배어 나온다. 맛 좋은 성분을 몇 배나 끌어낼 수 있다. 다만, 새송이버섯이나 만가닥버섯은 냉동하면 부드럽게 변해 아쉽게도 씹는 맛이 사라진다.

냉동 버섯을 된장국이나 조림, 찌개, 채소 볶음 등에 추가해서 매일 조금씩 먹어보자. 냉동 버섯에 간장을 뿌리고 버터를 얹은 후, 은박지에 싸서 구워도 맛있다. 냉동 버섯을 저장해두면 매일매일의 식사 준비가 아주 편해질 것이다.

냉동 버섯이 많이 남아 있으면 '냉장 버섯'을 만들어보자. 냉동 버섯을 내열 용기에 담아 소금을 조금 뿌리고 전자레인지로 가열한 후, 버섯을 식히면 냉장 버섯이 된다. 이를 밀폐 용기에 넣어두면 일상적인 요리에 더해 먹을 수도 있고 냉장고에 보존도 가능하다.

냉장 버섯 역시 다양하게 활용할 수 있다. 간장을 뿌려서 그대로 먹어도 되고 무즙과 함께 먹거나 샐러드 혹은 차가운 두부에 얹어 먹어도 좋다. 냉장 버섯에 미역과 폰즈(멸치, 다시마, 조개 등을 넣고 우려 맛을 낸 국물에 식초, 간장, 레몬 등을 섞어 만든 일본식 소스), 참기름을 넣고 무쳐 먹는 것도 추천한다.

## 장의 연동 운동을
## 촉진시키자

변비라고 느낄 때는 버섯 요구르트를 추천한다. 만드는 방법은 냉장 버섯에 요구르트를 끼얹기만 하면 된다. 보통 요구르트 100g에 냉장 버섯 40g 정도의 비율이 적절하다.

의외성이 높은 조합이라, 낯설게 느껴질 수도 있지만 먹어

---

### 🍴 버섯 요구르트
### 만들기

**준비할 것**

☐ 냉동 버섯 한줌     ☐ 소금 약간     ☐ 요구르트

**만드는 법**

1  냉동 버섯을 내열 용기에 넣고, 소금을 살짝 뿌린다.

2  전자레인지에 넣고 가열한다.

3  버섯의 수분을 제거하고 요구르트와 섞는다. 이때, 맛이 조금 부족하면 소금을 더 넣어 간을 맞춘다.

---

보면 꽤 맛이 좋다. 아침 식사 전에 먹으면 가장 좋다. 버섯 요구르트가 장을 자극하여 변비에서 탈출하도록 도와줄 것이다.

그렇다면 왜 버섯과 요구르트를 같이 먹으면 좋을까. 버섯에 많이 들어 있는 식이섬유와 요구르트의 유산균은 우리 몸속 유익균이 가장 좋아하는 먹이로, 이를 동시에 섭취할 수 있기 때문이다. 버섯 요구르트를 먹으면 효율적으로 몸속 유익균을 늘려 장의 연동 운동을 촉진한다.

누구나 과식을 할 때가 있다. 과식을 했다면, 다음 날 아침에 버섯 요구르트를 먹으면 된다. 유해균이나 뚱보균이 기뻐할 지방이 많고 식이섬유가 적은 음식을 먹었더라도 버섯 요구르트로 몸속 유익균과 날씬균에 먹이를 주면, 장이 악순환에 빠지지 않을 뿐만 아니라 장내 세균의 부정적인 변화를 막을 수 있다.

## 야식은 가벼운 메뉴로
## 먹어야 한다

밤늦게 집으로 돌아오는 날은 무엇을 먹어야 좋을까. 다이어트와 건강을 생각한다면 밤 9시가 넘어서는 아무것도 먹지 않는 것이 좋다. 왜냐하면 밤 9시가 지나서 음식을 섭취하면 비만 유전자로 불리는 BMAL1의 활동이 활발해져 체내에 지방이 쉽게 쌓이기 때문이다.

하지만 항상 굶을 수는 없다. 피곤할 때 무언가 먹고 싶어지는 이유는, 배고픔을 채우기 위해서만이 아니다. 스트레스를 해소하고 마음을 추스르고 싶다는 뇌의 욕구가 원인이다. 그렇다고 해서, 당분이나 지방분처럼 우리 몸속에서 지방으로 변하기 쉬운 음식을 배불리 먹으면 살이 찐다.

이러한 단점을 보완하며 야식을 먹으려면 어떻게 해야 좋을까. 정답은, 지방으로 변하지 않는 음식을 골라 먹는 일이다. 버섯은 당분과 지방분이 아주 적고, 칼로리도 거의 없다. 장내에 들어가도 지방으로 바뀌지 않는다. 그래서 야식으로 안성맞춤인 식품인 것이다.

# 이것만은
# 기억하자!

- 항생 물질은 살을 찌게 만드는 원인이므로 피해야 한다.

- 장내 미생물군의 세력 판도는 평소의 식단에 달려 있다.

- 장내의 미생물군을 변화시키면 신체도 점점 변하게 된다.

- 날씬균이 우세한 장을 만들면 마른 체질로 변한다. 이를 위해서는 식이섬유가 매우 중요하다.

- 수용성 식이섬유와 불용성 식이섬유 모두 중요하다.

- 매일 약 100g의 버섯을 먹으면 하루에 필요한 식이섬유를 모두 보충할 수 있다.

- 여러 종류의 버섯을 먹기 좋은 크기로 썰어 냉동한 냉동 버섯을 만들어두자.

# 5장

# 스트레스를 줄이는 꽃송이버섯

# 스트레스 호르몬이
# 유해균을 늘린다

스트레스는 장내 미생물군의 구성을 바꿔 사람을 쉽게 살찌우는 원인의 하나가 된다.

미국 항공 우주국(NASA)의 홀 데만 박사가 1976년 우주 비행사의 장내 환경을 조사했다. 우주 비행사 세 명의 장내 세균을 조사한 결과, 극도의 불안과 긴장 상태에서는 유해균이 우세했다.

심한 스트레스는 왜 장내 미생물군에 이러한 영향을 미치는 것일까. 규슈 대학의 스도 노부유키 교수 연구 팀은 뇌가 스트레스를 받으면 장내에 카테콜라민이 분비되고 그것이 장내 미생물군을 혼란시킨다는 사실을 밝혀냈다. 카테콜라민이란, 스트레스에 관여하는 호르몬으로 스트레스 강도가 높으면 장내에서도 분비된다. 그러면 유해균의 증식이 활발해지고, 병원성도 높아진다. 이런 상태가 되면 조금만 먹어도 살이 찌는 체질이 된다. 심한 스트레스를 받으며 생활하는 사람 중에 살찐 사람이 많은 이유는 바로 이러한 원인 때문이다.

# 스트레스 내성을
# 높이는 꽃송이버섯

다이어트의 천적은 스트레스다. 스트레스를 받으면 쉽게 과식을 하기 때문이다. 그래서 스트레스의 내성을 높이는 데 좋은 음식 재료를 소개하고자 한다. 주인공은 바로 꽃송이버섯이다.

일반적으로 버섯은 습기가 많고 햇볕이 들지 않는 곳에서 자라는데, 꽃송이버섯은 잎갈나무 혹은 참나무에 기생하며 영양분을 빨아먹고 자란다.

북아메리카에서는 나무를 마르게 만드는 해가 되는 버섯으로 알려져 있지만, 등산가나 버섯 애호가들 사이에서는 발견하기가 어렵고 오독오독한 식감이 맛있다고 해서 환상의 버섯으로 불리기도 한다.

최근에는 인공 재배를 통한 생산량 증가로 마트에서도 구할 수 있게 되었다. 꽃송이버섯이 건강에 아주 좋다는 사실이 전 세계적으로 주목받으며 관련 연구도 활발하게 이루어졌다.

특히 버섯은 항산화 물질인 베타글루칸을 함유하고 있는데, 꽃송이버섯에 이것이 아주 많이 들어 있다.

베타글루칸의 함유량이 많다고 알려진 느타리버섯 100g에는 11.6g, 잎새버섯에는 18.1g의 베타글루칸을 함유하고 있는데, 꽃송이버섯에는 100g당 무려 63.2g이나 들어 있다.

꽃송이버섯은 그야말로 베타글루칸 덩어리다.

# 몸속 활성 산소를
# 없애야 한다

　　스트레스의 내성을 높이는 데 베타글루칸이 왜 좋을까.

　　우리는 날마다 어떠한 스트레스를 느끼며 살아간다. 약간의 스트레스는 힘을 내는 원동력이 되기도 하지만, 심하면 삶의 기력을 빼앗아 질병을 일으키는 원인이 되기도 한다. 스트레스는 체내에 대량의 활성 산소를 발생시키기 때문이다.

　　현대인에게 생기는 질병은 활성 산소와 밀접한 관련이 있다는 사실이 밝혀졌다. 활성 산소란, 산소보다 훨씬 산화력이 강한 물질로 우리 체내에서 끊임없이 발생하는 분자다.

　　우리 몸은 호흡을 통해 산소를 흡입한다. 산소는 당질을 연소시켜, 많은 에너지를 생성하는 작용을 한다. 이때 활성 산소가 만들어진다. 다시 말하면, 활성 산소는 타고 남은 재와 같다. 호흡을 통해 들어온 산소의 약 2~3%가 활성 산소로 변한다.

　　그렇다면 왜 활성 산소는 산소보다 강한 산화력을 가지고 있을까. 활성 산소는 매우 불안정한 분자 구조로 구성되어 있는데, 불안정하기 때문에 부딪히는 모든 것들로부터 분자를 빼앗는 공격적인 특성이 있다. 분자를 빼앗긴 물질은 약해지고 변질되는 산화가 일어난다. 철이 산화되면 적갈색으로 변하며 녹이 슨다. 그와 유사한 현상이 활성 산소에 과잉으로 노출된 세포에서 일어난다. 그래서 질병이나 노화가 발생하는 것이다.

활성 산소가 발생하는 원인은 호흡을 통해서만이 아니다.

우리 인간의 몸을 구성하는 약 37조 개의 세포는 1만 년 전과 비교해도, 전혀 변화가 없다. 면역 기능도 1만 년 전의 시스템 그대로다. 1만 년 전이라고 하면, 사람이 거의 나체에 가까운 모습으로 수렵과 채집을 하고 하루하루 음식을 구하며 살았던 시대다. 본질적으로 인간의 몸은 그런 생활이 자연스러운 상태다. 활성 산소는 원래 체내에 존재하는 이물질을 없애기 위한 면역 조직의 하나이기도 하다. 그렇기 때문에 부자연스러운 것이 몸속으로 들어오면 그것을 없애려고 활성 산소가 발생하는 것이다. 면역 시스템이 이물질로 판단한 것을 발견하면 활성 산소를 분사하여 그것을 퇴치한다. 그래서 이물질이 체내에 많이 들어오는 만큼 활성 산소도 대량으로 발생하여 닥치는 대로 가까운 체세포를 공격하고 만다. 현대를 살아가는 우리는 1만 년 전에는 없었던 것들에 둘러싸여 생활하고 있다. 식품 첨가물이나 농약과 같은 화학 물질, 담배, 대기 오염, 전자 제품이나 PC, 스마트폰에서 발생하는 전자파 등은 활성 산소를 발생시키는 위험 요소들이다.

　과도한 스트레스도 활성 산소를 대량으로 발생시킨다. 스트레스를 쌓아 두는 사람일수록 체내에 활성 산소가 가득하여 질병에 걸리기 쉽고 빨리 노화된다. 젊고 건강한 몸을 유지하려면 활성 산소로 인한 손상에 저항할 수 있는 물질을 체내에 항상 갖추고 있어야 한다. 이때 가장 좋은 방법은 베타글루칸을 섭취하는 일이다.

　베타글루칸은 활성 산소를 없애는 능력이 뛰어나다. 강력한 항산화 기능이 들어 있기 때문이다. 또한 이미 산화한 것을 원래대로 되돌리는 작용도 있다.

## 항산화 기능을
## 지닌 베타글루칸

　　왜 베타글루칸이 활성 산소를 없애는 데 효과적일까. 정답은, 생물의 진화 역사 속에 숨겨져 있다.

　지구가 태어난 것은 약 46억 년 전이다. 그 무렵 뜨거웠던 지구가 서서히 식어 바다가 생겼다. 당시의 지구 환경은 우주의 고에너지 입자선과 같은 방사선이 아주 강한 상태였다. 그래서 지구에는 생물이 존재하지 않았다. 생물이 탄생한 것은 약 38억 년 전의 일이다. 지구에 대기권이 형성되어 오존층이 생기기 시작하고, 방사선량이 조금 약해졌을 즈음이다. 그래도 지구는 여전히 방사선이 강한 상태여서 생물이 살 수 있는 곳은 깊은 바다 속뿐이었다. 생명이 얕은 바다로 이동한 것은 지구에 자기장이 형성되어 우주의 고에너지 입자선 침입을 막게 된 약 27억 년 전의 일이다. 생물이 육상으로 진출한 것은 자외선을 막는 오존층이 완전히 형성된 약 20억 년 전, 그리고 다세포 생물이 출현한 것은 약 10억 년 전의 일이다.

　이처럼 생명의 탄생과 진화의 역사는 방사선이나 자외선과 깊은 연관이 있다.

그렇게 가혹한 환경 속에서 최초로 생겨난 생물은 세균이나 효모, 곰팡이 종류와 같은 원시 생명체다. 이러한 미생물은 세포벽에 강한 방사선 내성을 갖추고 있다.

그 내성이 바로 베타글루칸에 들어 있다. 세균과 효모, 곰팡이 종류는 세포벽에 베타글루칸을 갖추어 방사선으로부터 몸을 보호해왔던 것이다.

방사선이 위험한 이유는 방사선에 노출되면 활성 산소가 대량으로 발생하기 때문이다. 한 실험을 예로 들어 자세히 설명하고자 한다.

1개의 세포를 마이크로 빔을 사용해 방사선으로 공격하는 실험을 했다. 약 100만 개가 밀집한 세포 집단에서 불과 1개의 세포가 방사선에 노출되었을 뿐인데, 주변 세포가 차례대로 DNA 손상이나 염색체 이상을 일으켰다. 세포가 차례차례로 괴사하는 아포토시스 현상이 발생했다. 아포토시스란, 세포의 자살이라는 의미다. 방사선에 노출된 세포가 다량의 활성 산소를 만들어 주변 세포가 차례로 아포토시스를 일으켰다. 방사선에 노출된 세포가 다량의 활성 산소를 발생시키고 주변 세포까지 영향을 주는 폐해가 발생하는 것이다.

원시 생명체가 갖추고 있던 방사선에 강한 내성이란 활성 산소로 인해 몸이 망가지지 않도록 지키는 항산화 작용을 말한다. 지금까지 내성을 쌓아온 베타글루칸의 기능은 바로 강력한 항산화 작용에 있다.

버섯은 곰팡이의 일종이다. 따라서 풍부한 베타글루칸을 함유하고 있는 것이다.

## 2주가 지나야
## 변화가 생긴다

　　비만도 활성 산소를 대량으로 발생시키는 원인의
하나다. 살찐 체내에서는 활성 산소가 발생하여 세포의 기능이
약화되기 쉽다.

　　다시 말해, 뚱뚱한 사람이 체중을 줄이는 일은 겉모습의 문
제에서 그치는 것이 아니라 질병에 걸리지 않는 건강한 몸에도
반드시 필요한 일이다.

　　열심히 노력해서 건강한 다이어트에 성공하더라도 금세 원
래대로 돌아가려는 힘이 작용한다. 슬금슬금 요요 현상이 발생
하는 것이다. 원인은 뇌의 강한 스트레스 때문이다. 뇌는 당분
이 많은 음식, 기름진 음식, 짠 음식처럼 비만의 원인이 되는
영양소를 끊임없이 원하는 특성이 있다.

　　예전에 사람이 수렵이나 채집을 하며 살았던 시절에는 당분
이나 지방분, 염분은 몸에 꼭 필요하지만 구하기 힘든 재료였
다. 옛날의 기억이 우리의 뇌나 유전자에 그대로 남아, 당분, 지
방분, 염분이 많이 들어간 음식을 먹으면 맛있다고 느끼며 뇌
가 만족한다. 반대로 섭취량을 줄이면 뇌가 스트레스를 받는

데, 바로 이 스트레스 때문에 활성 산소가 발생한다.

현대는 음식이 넘쳐나는 시대다. 특히 당분이나 지방분, 염분은 가장 간단히 섭취할 수 있는 영양소다. 현대인들은 이것을 과잉으로 섭취하기 때문에 쉽게 뚱뚱해지고 질병이 생긴다.

뇌의 의존성을 지우려면 약 2주의 시간이 필요하다. 다이어트를 시작하고 2주가 지나면 당분, 지방분, 염분을 먹지 않으면 짜증이 나고 초조해지는 현상이 사라진다.

## 암 예방에도
## 효과가 있다

　　과체중이나 비만은 암을 발생시키는 가장 심각한 위험 요소다.

　체중이 늘어날수록 암이 발생하기 쉬운 이유는 체내에 활성 산소가 많기 때문이다. 활성 산소가 정상 세포의 유전자에 상처를 입히고 돌연변이를 일으켜 암세포가 생성된다. 모든 사람의 체내에서는 하루에 수천 개의 암세포가 생긴다고 알려져 있는데, 활성 산소가 가득한 체내에서는 1만 개까지 암세포가 불어나는 것으로 추계한다.

　어떻게 암을 피해갈 것인가.

　과체중이나 비만인 사람은 체중 줄이기를 심각하게 고민해야 한다. 암을 예방하고 살을 빼는 데 좋은 방법 중 하나는 꽃송이버섯을 적극적으로 찾아서 먹는 일이다.

　도쿄약과대학의 야도마에 도시로 명예 교수는 꽃송이버섯에 함유된 베타글루칸의 항암 작용에 관한 연구 분야에서 최고 권위자다. 야도마에 도시로 교수의 연구에서는 암을 이식한 쥐에게 꽃송이버섯에서 추출한 베타글루칸을 1개월간 투여하자,

모든 쥐에게서 암이 작아진 것으로 나타났다. 특히 열 알칼리 추출법(수산화나트륨에서 유효 성분을 추출하는 방법)으로 추출한 베타글루칸을 투여한 쥐는 암이 완전히 사라졌다.

암은 면역 기능이 떨어지면 생기는 병이기도 하다. 매일 발생하는 암세포를 소멸시켜 암 종양이 형성되지 않도록 막는 것이 면역 기능이기 때문이다. 이러한 면역 기능을 지원하는 것이 바로 혈액 속의 백혈구다. 항암제 치료로 백혈구가 감소한 쥐에게 베타글루칸을 투여했더니, 백혈구 수가 증가한 것으로 밝혀졌다.

그뿐 아니라 사람에게서 채취한 혈액에 베타글루칸을 더하면 사이토키닌의 양이 증가한다는 사실도 인정되었다. 사이토키닌도 면역 기능의 일부로 암세포의 성장을 억제하는 힘이 있어 암 극복에 빼놓을 수 없는 물질이다.

예전에는 베타글루칸에 면역력을 강화하는 작용이 없다고 여겼다. 분자량이 커서 장에 흡수되지 않는다고 생각했기 때문이다. 하지만 야도마에 도시로 교수는 꽃송이버섯의 베타글루칸이 장내에 있는 수용체에 닿기만 해도 사이토키닌이 분비되어 면역 기능을 강화한다는 사실을 밝혀냈다.

# 흰색 꽃송이버섯을
## 선택하자

　　과체중이나 비만인 사람에게는 체중을 줄이면서 동시에 세포를 관리하는 것도 중요하다. 세포 관리에는 베타글루칸이 풍부한 꽃송이버섯이 좋다.

　꽃송이버섯은 흰색 혹은 엷은 갈색을 띠고 있다. 보통 시중에 유통되는 버섯은 인공 재배한 것으로 신선도가 높으면 희고, 오래되면 갈색으로 변한다. 따라서 인공 재배한 꽃송이버섯을 살 때는 흰색을 골라야 한다. 다른 버섯보다 오래 보관할 수 있다는 점도 특징이다. 냉장고에 보관하면 2주 정도 두고 먹을 수 있다.

　꽃송이버섯은 꽃잎이 여러 겹으로 겹쳐 보이는 모습이 특징이다. 맛은 담백하고, 꼬들꼬들한 식감이 아주 좋다. 그래서 어떤 요리와도 잘 어우러진다. 매일 먹어도 질리지 않는다는 점도 큰 장점이다.

　꽃송이버섯도 응용 가능한 요리가 많다.

　꽃송이버섯을 볶은 후에 버터와 간장을 조금 넣어 향을 입혀 먹으면 맛이 좋고, 꽃송이버섯을 잘라 살짝 데쳐서 고추냉이 간장에 찍어 먹어도 맛있다. 삶은 꽃송이버섯에 가쓰오부시와 고춧가루, 간장을 뿌리기만 해도 된다.

꼬들꼬들한 식감이 다이어트에 좋은 면도 있다. 씹지 않으면 삼킬 수 없어 많이 씹게 되기 때문이다. 음식을 빨리 먹는 사람은 연령이나 성별에 상관없이 뚱뚱하다는 통계가 있다. 잘 씹지 않고 먹는 습관은 장에 부담을 주고, 이는 유해균과 뚱보균을 늘리는 일로 연결된다.

# 이것만은
# 기억하자!

- 스트레스는 장내 미생물군을 혼란시켜 비만의 원인이 되고 건강도 해치기 때문에 반드시 관리가 필요하다.

- 베타글루칸은 활성 산소를 없애는 능력이 뛰어나다.

- 꽃송이버섯에는 뛰어난 항산화 기능이 있는 베타글루칸이 풍부하게 들어 있다.

- 베타글루칸은 면역력을 강화하는 기능을 갖추고 있어 암 예방에도 효과적이다.

- 뚱보균 때문에 생기는 몸속의 피해는 환상의 버섯으로 불리는 꽃송이버섯으로 없앨 수 있다.

- 2주간 꽃송이버섯을 먹으면 몸의 변화를 느끼게 될 것이다.

# 6장

# 식이섬유가 풍부한
# 찰보리

# 우리 몸속
## 두 개의 엔진

　　다이어트에 성공하기 위해서는 우리 몸의 구조를 먼저 알아야 한다.

　　사람의 몸은 두 개의 에너지 생성 발전소를 갖추고 있다. 에너지 생성 발전소란, 일종의 엔진이라고 보면 된다. 엔진은 해당 엔진과 미토콘트리아 엔진으로 구분할 수 있다.

- **해당 엔진**　당분을 분해하고 이를 연료로 삼아 에너지를 만든다. 순발력이 뛰어난 엔진이긴 하지만, 효율성이 떨어져 에너지를 생성하는 데 많은 당분을 사용한다.

- **미토콘드리아 엔진**　적은 양의 당분을 착화제로 삼아 산소를 이용하여 방대한 에너지를 만든다. 순발력은 약하지만 지속력이 뛰어나다. 적은 연료로 대량의 에너지를 만들어 매우 효율성이 높은 엔진이다.

　　해당 엔진과 미토콘드리아 엔진은 서로 협력하며 돌아가는데, 어느 쪽을 주요 엔진으로 써야 하는지는 나이에 따라 달라진다.

젊을 때는 순발력이 높은 해당 엔진을 주요 엔진으로 쓰는 편이 좋다. 40세가 지날 무렵부터 미토콘드리아 엔진으로 무게 중심을 옮기고, 갱년기를 맞이해서는 주요 엔진을 미토콘드리아 엔진으로 바꿔야 한다. 다시 말해, 50세가 넘으면 에너지 절감형 엔진으로 에너지를 생성하도록 전환해야 한다. 몸은 젊었을 때처럼 많은 당분이 필요하지 않기 때문이다.

40~50대가 되면 살이 찌기 시작하는 사람이 많아진다. 몸이 당분을 별로 원하지 않는데, 너무 많이 섭취하여 쓰고 남은 당분이 지방으로 축적되기 때문이다.

# 당분 섭취는
## 피하는 것이 좋다

당분은 주식이나 설탕에 많이 포함되어 있다. 주식은 쌀, 빵, 면 종류와 같은 것들이다. 감자나 호박과 같은 채소나 과일에도 들어 있다.

그중에서도 가장 문제가 되는 것은 하얗게 정제한 식품이다. 흰쌀밥이나 빵, 라면, 파스타, 흰 설탕 등이다. 식물섬유를 완전히 깎아내 장에서 흡수가 빠르다. 이는 쉽게 혈당치 상승으로 연결된다.

50세가 넘으면 미토콘드리아를 세포 내 주요 엔진으로 써야 하는데, 식사 때마다 당분을 섭취해 혈당치를 갑자기 높이면 어떻게 될까. 우리 몸은 나이가 들며 대사 기능도 점점 떨어진다. 그런데 젊었을 때와 똑같은 방식으로 음식을 섭취하면, 에너지원으로 이용하지 못한 당이 지방으로 변해 체내에 축적된다. 비만이 되면 한층 더 대사 기능이 떨어지고, 체내의 항산화 효소 생성 능력도 떨어져 활성 산소로 인한 산화 스트레스가 심해진다.

활성 산소는 질병과 노화의 원인이기도 하다. 즉 혈당치의 급상승은 살을 찌게 할 뿐만 아니라 많은 질병을 일으키는 주요 원인이 된다.

건강한 몸으로 장수하기 위해서는 50세가 넘으면 흰쌀밥이나 빵, 라면, 파스타, 흰 설탕처럼 혈당치를 급상승시키는 음식을 최대한 피하는 편이 좋다.

●
## 흰쌀밥 대신
## 찰보리를 먹자

　'아무리 몸에 좋다고 해도 흰쌀밥이 없는 밥상은 상 상할 수 없다'라고 말하는 사람이 많다.

　그런 사람에게 추천하고 싶은 것이 바로 찰보리다.

　찰보리의 가장 큰 특징은 식이섬유가 풍부하다는 점이다. 식이섬유 함유량은 흰쌀의 약 25배나 되어 혈당치를 급상승시킬 염려가 없다. 더구나 장내 세균이 가장 좋아하는 먹이인 수용성 식이섬유를 듬뿍 함유하고 있어, 매일 먹으면 장내 환경이 점점 좋아질 것이다. 효과는 바로 변비 해소로 나타난다.

　대변은 우리가 먹은 음식 중 소화되고 남은 찌꺼기의 집합체라고 생각할지도 모르겠다. 하지만 건강한 사람의 대변 구성물을 살펴보면 60%가 수분, 20%는 장내 세균과 세균의 사체, 15%는 장 점막에서 탈락한 죽은 세포다. 음식 찌꺼기는 불과 5%다.

　다시 말해, 대변 속에 굳어 덩어리진 부분의 절반은 장내 세균과 죽은 세포들이다. 이는 장내 환경의 상태를 그대로 나타낸다. 장에서 임무를 마친 세균이나 양이 많아 너무 장에서 활동하지 못하는 세균이 대변으로 배출되는 것이다. 커다란 대변은 장내 환경이 양호하다는 증거이며, 크기가 작고 빈약한 형태나 딱딱한 대변은 장내에 유해균이 우세하다는 사실을 나타낸다.

찰보리는 원활한 배변 활동을 도와주는 데 큰 역할을 하기도 한다.

## 건강한 식사의
## 첫걸음

'찰보리와 현미 중에 어느 것이 더 장에 좋은가?' 하는 질문을 자주 받는다. 현미도 영양학적으로 뛰어난 곡류다. 식이섬유, 미네랄, 비타민, 양질의 기름 성분이 풍부하여 완전 영양식이라고 부르기도 한다. 현재 현미를 먹는 사람은 그대로 계속 먹으면 된다.

다만 '현미밥은 거친 식감 때문에 먹기가 힘들다'라고 토로하는 사람에게 흰쌀에 찰보리를 섞어서 밥을 지으라고 추천한다. 찰보리에는 현미의 약 4배나 되는 양의 식이섬유가 들어 있다. 흰쌀과 섞어서 밥을 지어도 식이섬유를 충분히 섭취할 수 있다.

삶은 찰보리도 추천한다. 찰보리를 자신이 좋아하는 식감이 될 때까지 15~20분간 삶은 후, 미끌함이 없어지도록 흐르는 물에 씻어 물기를 제거하고 먹으면 된다. 냉동 상태로 보존하면 2~3주 정도 두고 먹을 수 있다.

건강한 식사의 기본은 주식인 밥을 똑똑하게 먹는 것이다.

## 볼록 나온 배의
## 원인은 따로 있다

　체형은 그다지 뚱뚱하지 않은데, 배만 볼록 나온 사람이 있다. 이런 체형은 식이섬유를 부족하게 섭취하기 때문이다. 다이어트를 하며 먹는 양을 줄였는데, 그로 인해 식이섬유의 섭취량까지 줄어든 경우에 배만 나오게 된다. 이는 다이어트할 때 자주 발생하는 현상이다.

　'살찌는 건 싫지만 과자는 먹고 싶다', '술이 마시고 싶다'라며 과자나 술을 먹으려고 극단적으로 식사량을 줄이는 사람이 있다. 하지만 이러한 행동은 내장 지방이 더 쉽게 쌓일 수 있기 때문에 특히 조심해야 한다.

　수용성 식이섬유는 내장 지방을 줄이는 역할을 한다. 내장 지방이란, 내장 주위에 쌓이는 지방을 말한다. 내장 지방이 많이 쌓이면 고혈압이나 당뇨병, 동맥 경화증, 고지혈증과 같은 생활 습관병이 발생할 위험성이 높아진다. 특히 내장 지방이 쉽게 쌓이는 곳은 허리 주변이다. 다이어트를 하는데 오히려 내장 지방이 늘어난다면 아무 소용없다.

　수용성 식이섬유를 섭취하면 다음과 같은 효과가 있다.

○ 당분 흡수나 소화가 천천히 이루어져 혈당치 급상승을 막는다.

○ 여분의 콜레스테롤 흡수를 억제한다.

○ 장내 세균을 늘려 변비를 해소한다.


우리 몸속에서 이러한 작용을 하는 수용성 식이섬유를 섭취하면, 내장 지방이 줄고 허리가 날씬해진다. 수용성 식이섬유가 풍부하게 들어간 식품이 바로 찰보리다.

# 면역력 강화에도
## 도움이 된다

쌀을 멥쌀과 찹쌀로 나눌 수 있는 것처럼, 보리도 팍팍한 특성의 보리와 찰진 특성의 보리가 있다. 찰진 특성의 보리가 찰보리다.

팍팍한 특성을 지닌 보리 중 하나는 납작보리다. 쌀에 섞어 밥을 지으면 톡톡 터지는 식감을 맛볼 수 있다. 반면 찰보리는 끈적끈적하게 씹히는 식감이 특징이다. 포만감이 크고 오래가기 때문에 다이어트에 아주 적합하다. 납작보리도 수용성 식이섬유가 풍부하지만, 찰보리에는 그것을 훨씬 뛰어넘는 양이 포함되어 있다.

찰보리의 끈끈한 성질을 만드는 장본인은 베타글루칸으로, 찰보리에 함유된 수용성 식이섬유의 대부분이 베타글루칸이다. 베타글루칸은 면역력을 키우는 데 아주 효과가 좋은 자연 물질이다. 외부의 적으로부터 몸을 보호하는 방어 시스템이 바로 면역이다.

현대 사회에서는 세균류나 곰팡이와 같은 미생물을 과도하게 싫어해, 약품을 사용하여 완전히 제거하고 있다. 이러한 환경 속에서 면역 기능은 스스로 단련할 기회를 잃고 점점 약해진다. 감기에 걸리기 쉽고 암이 생기기 쉬운 몸으로 변하는 결과로 이어진다.

찰보리처럼 베타글루칸이 풍부한 음식을 섭취하면 면역력 강화에도 아주 좋다. 찰보리를 쌀과 섞어 밥을 지어 먹길 권한다.

---

### 찰보리로 밥 짓기

**준비할 것**

☐ 흰쌀 1컵          ☐ 찰보리 1컵

**만드는 법**

1  30분 정도 물에 불린 쌀을 씻어 물기를 뺀 후 밥솥에 넣는다.

2  30분 정도 물에 불린 찰보리를 넣고 가볍게 섞는다. 찰보리는 씻지 않아도 된다.

3  흰쌀 2~3컵 기준으로 물을 넣고 밥을 짓는다.

4  밥이 완성되면 5~10분 정도 뜸을 들인다.

## 칼로리 제한보다
## 중요한 것

　다이어트를 할 때 사람들이 신경 쓰는 부분은 식품의 칼로리가 아닐까. 칼로리가 낮은 식품을 선택해서 먹는 일이 다이어트의 기본 철칙으로 오랫동안 알려져 왔다.

　그러나 여기에는 함정이 있다.

　예를 들어보자. 소고기 등심 100g은 약 500kcal다. 반면, 흰쌀밥 100g은 약 168kcal다. 단순히 이 둘의 칼로리를 비교하면 다이어트를 할 때는 고기가 아니라 밥을 먹는 편이 낫다. 하지만 사실 흰쌀밥은 혈당치를 급상승시켜 비만과 노화를 촉진하는 식품 중 하나다. 고기도 많이 먹으면 비만의 원인이 되지만, 몸을 튼튼하게 만드는 단백질이 풍부하다. 특히 65세가 넘어서 고기를 지나치게 절제하면 단백질 부족으로 생명을 단축시킨다고 알려져 있기도 하다. 이처럼 여러 상황을 고려하지 않고 칼로리만으로 상황을 판단하면 우리 몸에 엄청난 잘못을 저지르게 된다.

　칼로리는 열량의 단위로, 먹은 만큼의 칼로리를 에너지로 소비하면 살이 찌지 않는다.

그럼에도 불구하고 '저칼로리', '제로 칼로리'를 강조하는 술이나 주스, 과자와 같은 가공식품이 시중에 많다. 이러한 식품을 사기 전에 원재료를 먼저 확인해보자. 이런 식품조차 인공 감미료나 식품 첨가물이 들어 있는 경우가 많을 것이다. 인공적으로 만들어진 감미료는 면역 기능을 떨어뜨리거나 노화 물질을 체내에 축적시킨다. 화학 합성품인 식품 첨가물은 석유 추출물이 많아 장내 환경을 무너뜨린다. 이러한 것들이 체내에 활성 산소를 대량으로 발생시키는 원인이 되고 있다.

그러므로 '칼로리가 낮은 식품이 다이어트에 좋다'라는 잘못된 상식은 버려라.

칼로리 제한은 시도해서는 안 되는 다이어트 방법의 하나다. 특히나 중년층에게는 더욱 그러하다. 살이 빠지더라도 몸을 망치면, 모든 것을 잃고 만다.

다이어트에 가장 중요한 점은 혈당치의 급상승을 억제하고 몸에 필요한 영양소를 충분히 섭취함과 동시에 식품 첨가물이나 인공 감미료를 먹지 않는 일이다.

# 이것만은
# 기억하자!

- 50세가 넘었다면, 하얗게 정제한 식품의 섭취를 최대한 줄일 것을 권한다.

- 흰쌀밥 대신 찰보리를 활용한 밥으로 주식을 바꿔라.

- 수용성 식이섬유는 내장 지방을 줄이는 데 매우 효과적이므로 식품을 통해 섭취해야 한다.

- 찰보리에는 수용성 식이섬유가 가득해 혈당치의 급상승을 막고, 변비를 해소한다.

- 베타글루칸이 풍부한 음식인 찰보리를 꾸준히 섭취하면 면역력이 강화된다.

- 다이어트를 위해 칼로리를 제한해서는 절대 안 된다. 칼로리 제한보다 혈당치 급상승을 막는 것이 더욱 중요하다.

# 7장

# 장내 환경을
# 활성화시키는 된장

# 올바른
# 다이어트 방법

'혼자의 힘으로는 살을 뺄 수 없다.'

이런 생각에 다이어트 식품이나 건강 보조 식품을 매일 먹는 사람이 많다. 하지만 어떤 화학 물질이 들어 있는지 판단하기 어려운 제품을 너무 쉽게 장 속에 넣어서는 안 된다.

장이 가장 싫어하는 것 중 하나가 화학 합성품이다. 구체적으로 말하면, 식품 첨가물이나 약물 같은 것들이다. 이것이 장내에 들어오면 활성 산소가 대량으로 발생한다. 그러면 장내의 점막부터 세균까지 상처를 입게 된다. 우리가 살을 빼려는 이유는 건강하고, 젊은 몸을 만들기 위해서다.

다이어트를 시작할 때에는 다이어트 방법이 우리를 지금보다 더 건강하고 젊게 만들어줄 것인지를 판단 기준으로 삼아야 한다.

내용물이 무엇인지 정확히 알 수 없는 보조 식품보다 훨씬 뛰어난 건강식품이 우리 곁에 있다. 그것은 바로 된장이다. 우리는 된장이라는 최강의 건강식품을 계속 먹어왔다. 된장은 비만을 해소하는 작용을 한다.

# 된장에는
## 토양균이 살고 있다

된장이 다이어트에 좋은 이유는 장내 세균의 동료 균이 많이 살아 있기 때문이다.

우리의 장에는 200개 종류, 약 100조 마리나 되는 장내 세균이 살고 있다. 그중의 최대 세력은 중간균이다. 중간균은 뚱보균이나 날씬균이 포함된 집단이다. 이들은 대부분 토양균의 동료 균이다.

토양균이란 주로 땅속에서 번식하며 살아가는 미생물이다.

흙속은 다양한 세균이 번식하는 신비로운 세계다. 불과 1g의 흙에도 토양균은 몇 억 마리나 들어 있다. 도시 생활을 하는 사람은 흙을 직접 접할 기회가 매우 적지만, 옛날 사람들은 땅 위에서 생활하며 날마다 토양균이 묻은 음식을 먹었다. 이런 방식으로 많은 토양균을 장으로 보내 풍부한 장내 미생물군을 가꾸어온 것이다.

토양균은 된장이나 낫토처럼 콩을 발효시킨 식품 속에도 들어 있다. 특히 콩을 으깨어 흙과 같은 형태로 만들고 누룩곰팡이를 첨가하여 발효시킨 된장은, 발효 과정에서 다양한 토양균이 생겨나 번식한다. 그들은 된장이 맛있게 만들어지도록 돕는 역할도 한다.

장내 세균의 동료가 사는 된장은 몸속으로 들어오면, 장내 세균을 자극하여 활력을 준다. 된장을 매일 먹는 일은 변비를 해소하고 볼록 나온 배를 날씬하게 만드는 비결의 하나가 될 것이다.

# 날씬균이 가장
# 좋아하는 먹이

우리 장내의 미생물군은 생후 1년 사이에 모두 조성되고 작은 변화를 반복하며, 그 사람의 건강과 체형에 영향을 미친다.

생후 1년 동안 아기는 마치 스펀지처럼 장에 세균을 빨아들인다. 이때 영향을 주는 사람은 엄마, 아빠, 형제 등 아기와 스킨십을 하는 주위의 여러 사람이다. 아기는 주위 사람들과 접촉하고 손발을 쪽쪽 빨며, 다양한 균을 장 속으로 넣는다.

생활 환경도 중요하다. 아기는 주변에 있는 것은 무엇이든 입으로 가져간다. 그런 방식으로 토양균을 섭취하는 것이다. 그런데 항균이나 제균 스프레이 등을 사용하면 아기는 그곳에 부착된 약물을 접하게 되고, 토양균은 얻을 수 없게 된다. 이는 건전한 장내 미생물군을 조성할 수 없는 것으로 이어진다.

음식 알레르기나 아토피성 피부염처럼 심각한 알레르기성 질환에 시달리는 아이들이 급증하고 있다. 알레르기 발생은 면역력의 약화와 장내 환경의 혼란이 가장 큰 원인이다. 또 건전한 장내 미생물군을 제대로 구성하지 못했기 때문이기도 하다.

이미 장내 미생물균이 조성된 성인은 몸속의 장내 미생물균을 어떻게 건강과 다이어트에 활용해야 좋을까. 그에 대한 정답은, 늘리고 싶은 장내 세균의 먹이를 매일 먹는 일이다. 장내 미생물균의 구성은 바꿀 수 없지만, 장에서 지금 살고 있는 세균의 수는 늘릴 수 있다.

날씬균은 식이섬유가 많고, 지방이 적은 음식을 좋아한다. 그래서 된장을 좋아한다. 된장에는 식이섬유가 함유되어 있고 저지방이며, 동료 균이 많이 살고 있다. 장내 세균은 동료 균이 들어오면 기능을 활성화하는 특성이 있다. 토양균의 상당수는 위산에 강하고 산 채로 장에 도달하는 특성도 있어 장에 있는 동료 균을 자극한다.

또한 된장에는 유익균의 대표인 유산균이 풍부하다. 유산균은 동물성과 식물성이 있는데, 된장이 몸에 좋은 이유는 식물성 유산균이 들어 있기 때문이다. 식물성 유산균은 동물성 유산균보다 위산에 강하다.

날씬균과 유익균을 동시에 활성화하는 된장은 생후 1년 안에 완성된 장내 미생물균을 더욱 건강하게 키우는 최고의 음식 재료라고 할 수 있다.

## 균이 살아 있는
## 된장 고르는 법

시중에서 판매하는 된장을 고를 때는 어떤 점에 주의해야 할까.

가장 중요한 것은 균이 살아 있는 된장을 선택하는 일이다. 균이 살아 있으면 요리하는 순간까지도 발효가 되어, 몸에 좋은 성분이 계속 생긴다. 균이 살아 있는 된장을 사는 가장 좋은 방법은 된장 공장에서 직접 구매하는 것이다. 인터넷을 찾아보면, 옛날 제조 방식 그대로 정성껏 된장을 만드는 많은 사업자를 찾을 수 있을 것이다.

마트에서 살 때는 제품 위에 공기 마개나 작은 구멍이 붙어 있는 것을 고르자. 그 공기 마개는 된장이 호흡할 수 있도록 만들어 놓은 것이다. 즉, 된장이 살아 있다는 증거다.

원재료 부분도 꼼꼼히 확인해보자. '콩, 쌀, 보리, 소금.' 이것 외의 다른 명칭이 쓰여 있는 제품은 선택하지 않는 것이 좋다. 참고로 소금은 정제염이 아니라 다양한 미네랄을 풍부하게 함유한 천연염을 사용한 된장이 좋다. 다양한 미네랄을 함유한 만큼 건강 효과가 높고, 나트륨 흡수도 줄여준다.

반대로 장 건강과 다이어트에 도움이 되지 않는 된장도 있을까. 사실 마트에서 파는 된장 대부분이 그렇다. 우선 공기 마개가 달린 제품을 찾기가 힘들다. 균이 살아 숨 쉬는 된장이 별로 없다는 의미다. 원재료가 콩, 쌀, 보리, 소금뿐일지라도 상품을 출하하기 전에 가열 처리를 해서 발효를 멈추게 만든 제품도 많다. 유통 과정에서 발효되어 된장의 상태가 바뀌는 일을 방지하기 위해서다.

매일 먹는 음식이니, 번거롭더라도 가능한 건강 효과가 뛰어난 제품을 골랐으면 하는 바람이다.

# 칼륨은 나트륨을
# 배출시킨다

된장국이 '건강에 해를 입힌다'라고 비난을 받기도 한다. 국물 요리가 고혈압의 원인으로 꼽혔기 때문이다. 그러나 이것은 틀린 말이다. 최근 연구에 의하면 된장국을 매일 먹는 사람은 고혈압에 잘 걸리지 않는다는 사실이 검증되었고, 혈관도 튼튼해지는 것으로 나타났다. 또한 암이나 뇌경색, 심근경색, 당뇨병을 예방하는 효과도 크다. 다만 이러한 건강 효과를 보려면 반드시 전통 방식으로 정성껏 빚은 된장이라는 조건이 전제되어야 한다.

된장국의 염분이 신경 쓰이는 사람은 소금이 적게 든 된장을 쓰는 것이 아니라, 양을 줄이면 된다. 육수를 진하게 내면 맛이 강해져 된장의 양을 줄이고도 맛을 낼 수 있다. 그리고 채소를 듬뿍 넣으면 염분이 줄어드는 효과가 있다. 많은 채소에는 칼륨이 포함되어 있다. 고혈압의 원인은 나트륨인데, 칼륨은 나트륨을 배출하는 역할을 한다. 특히 다시마, 미역과 같은 해조류, 시금치, 고구마, 호박, 연근, 무청 등에 칼륨이 풍부하게 들어 있다.

# 이것만은
# 기억하자!

- 무리한 방법이나, 보조 식품에 의존하지 말고 지금보다 더 건강하고 젊게 만들어줄 수 있는 다이어트 방법을 선택해야 한다.

- 된장에는 장내 세균의 동료 균이 많이 살고 있어 장 속으로 들어오면 장내 세균을 자극해 활력을 준다.

- 장내 세균의 수는 식습관 개선을 통해 조절할 수 있다.

- 콩을 발효시킨 된장은 토양균이 많은 건강식품이다.

- 날씬균이 좋아하는 먹이인 된장은 식이섬유와 유산균을 풍부하게 함유하고 있다.

- 채소를 듬뿍 넣어 염분을 낮춘 된장국을 먹길 권한다.

# 8장

# 노화 방지 효과가 있는
# 치아시드

# 작지만 대단한
# 슈퍼 푸드

슈퍼 푸드로 꼽혀 화제가 된 치아시드. 치아시드는 날씬균을 늘리는 엄청난 효과를 지녔다.

치아시드란 '치아'라는 식물의 씨앗으로, 참깨보다 약간 작은 알갱이다. 종류로는 검은색과 흰색이 있다. 치아는 마야 문명의 언어로 '힘'을 의미한다.

치아시드는 왜 슈퍼 푸드로 불리는 것일까. 다양한 영양소를 풍부하게 함유하고 있기 때문이다. 식이섬유, 오메가-3 지방산, 칼슘, 칼륨, 마그네슘, 아연, 필수 아미노산 9종 중 8종 등 현대인에게 부족하기 쉬운 영양소가 가득 들어 있다.

아주 많은 영양분이 함유된 덕분에 종종 '사람의 생명을 유지하기 위해서 치아시드와 물이면 충분하다'라는 평가를 받기도 한다. 미국의 식품의약국(FDA)도 영양 보조 식품으로 치아시드의 효과를 인정하고 있다.

## 식이섬유가 장을
## 깨끗하게 만든다

치아시드는 물을 머금으면 작은 씨앗 주위에 끈적 끈적한 물질이 나와 젤리 상태가 된다. 그 성분은 식이섬유인 글루코만난이다.

치아시드가 다이어트에 좋은 가장 큰 이유는 식이섬유가 풍부하기 때문이다. 치아시드 한 숟가락(건조 상태로 약 12g)에는 0.4g의 수용성 식이섬유와 3.7g의 불용성 식이섬유가 들어 있다. 특히 풍부하게 들어 있는 성분은 불용성 식이섬유다.

불용성 식이섬유는 물을 머금으면 크기가 10여 배나 팽창한다. 그리고 장내에 쌓인 불필요한 물질이나 유해 물질을 밖으로 배출하는 역할을 한다. 깨끗해진 장은 세포를 손상시키고 질병을 일으키는 원인인 유해 물질이 침입하는 것을 막는다. 유해 물질의 대부분은 지방에 녹아드는 특성이 있다. 뚱뚱한 사람일수록 질병에 잘 걸리는 이유 중 하나는 군살이 유해 물질을 끌어들이기 쉽기 때문이다. 뚱뚱한 사람일수록 식이섬유를 의식적으로 섭취하여, 장을 깨끗하게 만드는 일이 중요하다.

식이섬유의 하루 섭취 권장량을 보면, 성인 남성은 19g 이상, 여성은 17g 이상이다. 그런데 평균적으로 남성은 약 4g, 여성은 약 2g 이상의 식이섬유가 부족한 상태다.

이러한 문제는 치아시드로 간단하게 해결할 수 있다. 단지, 하루에 한 번 치아시드를 한 숟가락 먹는 것만으로도 하루의 식이섬유 부족분을 전부 채울 수 있다.

## 건강한 세포막
## 형성이 필요하다

치아시드는 오메가-3 지방산도 풍부하게 함유하고 있다. 오메가-3 지방산은 세포를 젊게 만드는 중요한 물질이지만 대부분의 사람이 부족하게 섭취하고 있다.

지방산은 지방질에 포함되어 있는 주요 성분이다. 지방질은 칼로리가 높아 먹지 않는다는 사람도 있는데, 그것은 아주 위험한 생각이다. 지방산은 몸의 구조를 형성하는 데 반드시 필요한 영양소다.

다이어트에 성공하려면 지방질과 지방산에 대한 지식이 매우 중요하다. 지방질에는 기름과 지방이 있다. 일반적으로, 상온에서 액체 상태인 것을 기름, 고체 상태인 것을 지방이라고 부른다. 보통 식물성은 기름, 동물성은 지방으로 표현한다. 상온에서 액체와 고체로 나뉘는 이유는 유지방에 포함된 지방산의 차이다. 지방산 중에서도 불포화 지방산은 상온에서 굳지 않지만, 포화 지방산은 상온에서 굳어버리는 것이 많다.

치아시드에 포함된 오메가-3 지방산은 불포화 지방산이다.

불포화 지방산에는 오메가-3 지방산 외에도 오메가-6 지방산, 오메가-9 지방산이 있다. 그중 오메가-3 지방산과 오메가-6 지방산은 체내 구조를 유지하는 데 반드시 필요하지만 체내에서 생성할 수 없어, 반드시 식사로 섭취해야 하는 필수 지방산이다.

필수 지방산은 전신의 세포막을 만드는 인지방질의 주성분이다. 인지방질은 콜레스테롤과 함께 전신의 세포막을 형성하는 중요한 물질이기도 하다.

건강하고 젊은 몸은 건강한 세포막으로부터 만들어진다. 우리 몸을 구성하는 약 37조 개의 세포는 하나하나가 전부 세포막에 둘러싸여 있다. 세포막은 내부의 구조물을 보호함과 동시에 세포 내에 영양소를 보내고 노폐물을 배출하는 역할도 한다. 세포막의 질이 나빠지면 영양소를 충분히 얻을 수 없고, 체내에는 노폐물이 쌓인다. 그러한 세포가 계속 모이면 젊음이나 건강과는 거리가 먼 몸이 될 것이다.

이처럼 섭취하는 지방산의 질에 따라 건강 상태도, 노화의 정도도 전혀 달라질 수 있다.

## 오메가-3 지방산과
## 오메가-6 지방산의 균형

현대인은 오메가-6 지방산을 과잉 섭취하는 반면, 오메가-3 지방산은 부족한 상태다. 실제로 오메가-3 지방산 대비 오메가-6 지방산의 섭취 비율을 보면 보통은 1대 10, 극단적인 사례는 1대 40 정도까지 된다. 몸속 지방산의 불균형은 세포막의 질을 떨어뜨려 질병을 일으키는 원인이 된다.

오메가-6 지방산은 세포막을 딱딱하고 튼튼하게 만든다. 이에 반해 오메가-3 지방산은 세포막을 유연하게 유지하는 기능이 있다. 이처럼 각각의 역할이 전혀 다르다. 질이 좋은 세포막을 형성하려면 튼튼함과 유연함을 겸비하는 일이 중요하다. 이를 위해서는 오메가-6 지방산과 오메가-3 지방산의 섭취를 균형 있게 조절해야 한다.

이상적인 섭취량은 오메가-3 지방산이 '1'이면 오메가-6 지방산은 '1~4'가 적당하다.

현대인의 식사는 지방산의 균형이 크게 무너진 상태인데, 그 이유는 다음과 같다. 오메가-6 지방산은 식용유 등 가정에서 사용하는 기름의 주성분이고, 과자나 즉석요리 식품에도 많이 들어 있다. 또한 오메가-6 지방산인 리놀레산은 곡류나 채소, 고기, 생선 등 거의 모든 음식에 포함되어 있다.

하지만 오메가-3 지방산의 양을 많이 함유한 식품은 한정되어 있다. 일부 채소나 곡류 등에 포함되어 있기도 하지만, 대부분 제로에 가까울 만큼 함유량이 적다.

오메가-3 지방산의 함유량이 오메가-6 지방산을 크게 웃도는 식품으로는 등 푸른 생선(정어리, 고등어 등), 어패류, 아마인유, 들기름, 들깨, 강낭콩, 쑥갓, 무순, 배추, 시금치, 샐러드 채소, 감, 키위 등이다.

현대인의 식생활에서 오메가-6 지방산은 의식하지 않아도 섭취하지만, 오메가-3 지방산은 의식하지 않으면 섭취하기 어렵기에 챙겨 먹길 권한다.

## 하루에 치아시드
## 10g이면 충분하다

오메가-3 지방산이 부족하기 쉬운 우리에게 치아시드는 귀중한 음식 재료다.

오메가-3 지방산은 하루에 2g 정도 섭취할 것을 권장하는데, 치아시드 약 10g 안에 이 양이 들어 있다. 이렇게 작은 양으로도 오메가-3 지방산의 하루 권장량을 전부 채울 수 있다.

오메가-3 지방산의 효과는 다음과 같다.

○ 체내에 남아도는 콜레스테롤과 중성 지방을 줄인다.

○ 고혈압을 예방한다.

○ 당뇨병, 동맥 경화, 심근경색, 뇌경색 등의 생활 습관병을 예방한다.

○ 앞에서 언급한 것들로 인해 발생하는 염증 반응을 억제한다.

오메가-3 지방산과 오메가-6 지방산은 마치 시소게임과 같다. 오메가-6 지방산을 과잉으로 섭취하면, 오메가-3 지방산을 충분히 섭취해도 세포막의 재료로 사용하기 어려워진다. 그래서 오메가-3 지방산을 의식적으로 섭취하는 한편 오메가-6 지방산의 섭취량을 의식적으로 줄이는 일도 중요하다.

그렇지만 채소나 양질의 곡류, 고기, 생선 등은 장 건강은 물론 건강 유지에 꼭 필요하기 때문에 여기에 포함된 오메가-6 지방산을 줄일 수는 없다. 피해야 할 식품은 정해져 있다. 가장 먼저, 식용유 등의 기름은 사용하지 말아야 한다. 대신 엑스트라 버진 올리브 오일을 사용하길 권한다. 마요네즈에도 대량의 기름이 들어 있다. 스낵 과자나 즉석요리 식품, 패스트푸드도 오메가-6 지방산의 과잉 섭취를 부추기는 요인이다. 이러한 음식의 섭취를 줄이면, 세포가 한층 젊어질 것이다.

# 안티에이징
## 효능도 있다

다이어트의 목적은 필요 없는 지방을 줄여 질병에 걸리지 않는 체질로 만들고 동시에 지금보다 더 젊어지는 데 있다. 치아시드는 다이어트는 물론 안티에이징에도 좋은 식품이다.

노화를 부르는 가장 큰 원인은 활성 산소다. 활성 산소는 세포를 산화시켜 상처를 입히고 약해지게 만든다. 외모의 변화는 활성 산소가 피부 세포를 공격하여, 약해지게 만들기 때문에 생기는 현상이다.

세포는 끊임없이 생성되고, 소멸하며, 교체되는 특징이 있다. 오래된 세포는 떨어지고 새로운 세포로 바뀐다. 이것을 '신진대사'라고 부른다. 신진대사가 활발하게 이루어질 때 항산화 작용이 강한 물질을 체내로 많이 보내면, 새롭게 태어난 세포를 활성 산소의 공격으로부터 보호할 수 있다.

치아시드는 폴리페놀이나 클로로겐과 같은 항산화 물질이 풍부하게 들어 있어 노화 방지에도 뛰어난 효과를 발휘한다.

앞서 말한 것처럼 활성 산소의 산화력이 강한 이유는 분자 구조가 불안정하여 접촉하는 모든 것에서 전자를 빼앗아 자신을 안정시키려는 힘이 크게 작용하기 때문이다. 그래서 활성산소를 '전자 도둑'이라고 부른다. 우리 몸의 세포가 전자 도둑에게 피해를 당하면, 곧바로 노화 현상이 나타난다. 하지만 세포 대신 체내에 전자를 주는 물질이 따로 있으면 세포를 보호할 수 있다. 그것이 바로 폴리페놀 등의 항산화 물질의 역할이다.

노화 현상을 개선하고 젊어지려면, 항산화 물질을 매일 충분히 섭취하는 일이 중요하다. 항산화 물질은 채소나 곡류, 콩류, 과일에 풍부하게 함유되어 있다. 치아시드에 함유된 폴리페놀이나 클로로겐은 강력한 항산화 작용을 한다.

또 치아시드에는 칼슘도 풍부하다. 우리 몸은 나이가 들며 뼈가 약해진다. 골다공증이 발병되면 약간의 충격만으로도 뼈가 부러진다. 이를 예방하기 위해서라도 하루에 한 숟가락 분량의 치아시드를 먹길 바란다.

# 치아시드 섭취 시
## 주의할 점

지금까지 치아시드가 우리 몸에 얼마나 소중한 영양소인지 확인했다. 다만, 먹을 때 주의해야 할 점이 두 가지 있다.

○ **반드시 물에 담근 후에 먹어야 한다**  생것 상태의 종자에는 '발아독'이라는 물질이 있다. 발아독이 체내에 들어오면 세포 내의 미토콘드리아를 손상시킬 우려가 있다. 이러한 발아독을 제거하기 위해 물에 충분히 담가두어야 한다.
치아시드는 자신의 10배나 되는 수분을 머금을 수 있다. 따라서 10배 이상의 물에 담근 후에 먹으면 된다.

○ **한꺼번에 대량으로 먹어서는 안 된다**  아무리 몸에 좋은 음식이라도, 과잉으로 섭취하면 해가 될 수 있다.
치아시드에는 많은 영양소가 들어 있는 만큼, 너무 많이 먹으면 영양소의 과잉 섭취로 이상 증상이 나타날 수 있다. 하루 적정 섭취량은 건조 상태에서 한 숟가락이다.


치아시드를 먹는 방법은 아주 간단하다.

치아시드는 향이 없고, 요리에 넣으면 치아시드를 넣었는지

모를 정도다. 그렇기 때문에 어떤 요리에도 잘 맞는다.

물을 머금은 치아시드를 테이블 위에 두고 양념처럼 요리에 곁들이는 방법으로 먹어보자. 예를 들면, 된장국이나 찌개 요리에 넣거나 차가운 두부 위에 뿌려서 먹는 것이다. 드레싱이나 양념장에 넣는 것도 추천한다.

다만 오메가-3 지방산은 산화하기 쉬운 특성이 있으므로, 가열하지 않는 편이 좋다. 뜨끈뜨끈한 요리에 활용하려면, 치아시드를 제일 마지막에 넣으면 된다.

# 이것만은
# 기억하자!

- 치아시드는 현대인에게 부족하기 쉬운 다양한 영양소를 풍부하게 함유하고 있는 슈퍼 푸드다.

- 불용성 식이섬유가 풍부한 치아시드는 장내를 깨끗하게 해주고, 유해 물질이 몸 밖으로 배출되도록 돕는다.

- 세포를 젊게 되돌리는 오메가-3 지방산은 치아시드에 풍부하게 들어 있다.

- 오메가-3 지방산은 체내에서 생성하지 못하기 때문에 의식적으로 찾아서 먹어야만 필요한 만큼 섭취할 수 있다.

- 오메가-3 지방산과 오메가-6 지방산을 균형 있게 섭취하는 것이 중요하다.

- 지방산의 질에 따라서 건강 상태가 달라질 수 있다.

# 9장

# 장을 따뜻하게 하는
# 올리브 오일과 갈릭 오일

# 트랜스 지방은
## 피해야 한다

건강을 위해서 식용유 사용을 줄여야 한다. 또, 어떤 기름이든 크고 투명한 플라스틱 용기에 담긴 제품은 쓰지 말아야 한다. 대량으로 생산된 기름이기 때문이다.

본래 기름은 신선 식품이다. 식물성 기름에 포함된 오메가-3 지방산이나 오메가-6 지방산도 산화하기 쉬운 특성이 있다. 따라서 맛이 쉽게 변한다.

옛날 유럽에는 마을마다 기름집이 있었다. 아마인이나 참깨와 같은 식물의 씨앗을 압착해 기름을 짰다. 그것을 통에 담아 마차에 싣고 마을을 돌아다니며 기름을 팔았다. 기름은 상하기 쉬운 식품으로, 가능한 빨리 먹어야 한다는 것이 일반적인 상식이었다. 그런데 공업화의 영향으로, 기름도 대량으로 생산하게 되었다. 저렴한 가격으로 기름을 많이 추출하기 위한 여러 가공법이 개발되었다. 산화를 방지하기 위해 탈취, 표백, 열처리 등을 이용하여 기름을 제조하게 된 것이다. 그 결과, 비타민 E나 베타카로틴과 같은 중요한 영양소가 파괴되었다. 좋은 성분의 지방산은 대부분 파괴된 반면 해로운 트랜스 지방은 그대로 남았다.

트랜스 지방은 불포화 지방산으로 수소와 결합하여 발생하는 물질이다. 지방을 연구하는 화학자들 사이에서는 트랜스 지방을 '플라스틱 기름'이라고 부른다. 플라스틱을 땅에 묻어도 분해되지 않는 것처럼 트랜스 지방은 비록 장내 세균들의 힘이 될지라도 좀처럼 분해되지 않기 때문이다. 따라서, 분해와 대사에 많은 에너지와 시간이 필요하여 몸속의 미네랄이나 비타민을 대량으로 소비한다.

우리 몸에 가하는 부담은 또 있다. 트랜스 지방이 몸속에 대량으로 들어오면 세포막의 질이 나빠지고 노화가 진행된다. 오메가-3 지방산과 오메가-6 지방산 대신에 트랜스 지방을 활용하기 때문이다. 이는 필수 지방산의 역할을 완수할 수 없도록 만들어 세포막의 구조나 기능이 불완전해진다. 활성 산소를 과도하게 발생시키는 원인이 되고 심장병이나 당뇨병, 암, 치매, 우울증 등을 유발한다고도 알려져 있다.

미국의 식품의약국(FDA)은 식용으로 안전성을 인정할 수 없다며 2018년 6월 이후, 식품에 트랜스 지방 첨가를 금지한다고 발표했다. 그만큼 트랜스 지방은 위험하다.

# 올리브 오일은
## 쉽게 산화하지 않는다

식용유 대신 매일 사용했으면 하는 기름은 아마인 유, 들기름처럼 오메가-3 지방산을 풍부하게 포함한 것들이다. 이런 기름은 변하기 쉬운 특성이 있어 대량으로 생산할 수 없다.

일반 기름과 비교하면 너무 비싸다고 느낄지도 모르겠다. 하지만 매일 먹는 기름에 따라 몸속 세포의 질이 전혀 달라진다. 양질의 기름을 고집하면, 세포가 젊어지고 살이 찌지 않는 체질로 변한다.

이것으로 평생 건강의 기틀을 쌓는다고 생각하면, 지금 당장 지갑에서 나가는 돈은 전혀 아깝지 않을 것이다.

그러나 아마인유나 들기름은 가열 요리에는 쓸 수 없다는 단점이 있다. 금방 산화되기 때문이다. 그래서 열을 가하지 않은 상태 그대로 일반 요리에 곁들여 먹는 것이 좋다.

그렇다면 가열 요리에는 어떤 기름을 써야 할까.

올리브 오일을 추천한다. 올리브 오일을 추천하는 이유는 다음과 같다.

○ 오메가-6 지방산을 과도하게 섭취하는 현대인에게 필요한 지방산이다.

○ 고혈압이나 동맥 경화와 같은 생활 습관병을 예방한다.

○ 올리브 오일의 주성분은 올레산이다. 올레산은 오메가-9 지방산으로 필수 지방산은 아니다. 그렇기 때문에 오메가-3 지방산과 오메가-6 지방산의 균형을 방해할 걱정이 없다.

○ 쉽게 산화하지 않는다는 특징이 있어 가열 요리에 적합하다. 다만 130℃ 이상으로 가열하면, 아무리 좋은 올리브 오일이라도 산화가 시작되므로 주의하자. 변질된 기름이 체내에 들어오면 활성 산소를 발생시키는 요인이 되기 때문이다.

# 엑스트라 버진 올리브 오일을
# 추천한다

올리브 오일은 여러 종류가 있다. 그중에서도 추천하고 싶은 것은 엑스트라 버진 올리브 오일이다.

올리브 과실을 짜서 여과한 기름으로, 화학 처리를 전혀 하지 않은 것을 말한다. 저온 압착의 옛날 방식 그대로 짜내어 열이나 화학 약품을 사용하지 않고, 정성껏 만든 신선한 기름이다. 산도는 0.8% 이하로 규정되어 있다.

탈색이나 탈산, 탈취 등의 화학 처리를 한 정제 올리브 오일이나 몇 가지 종류의 오일을 섞어 만든 것도 있다. 올리브 오일이 몸에 좋다고 해도 이런 제품을 고르면 아무 소용이 없다.

엑스트라 버진 올리브 오일은 제조사에 따라 맛이 전혀 다르다. 맛이나 풍미는 자신의 취향에 따라 고르면 된다. 또한 올리브 오일에는 비타민 E나 폴리페놀과 같은 항산화 물질도 들어 있기 때문에 더욱 좋다.

제품 선택에는 중요한 전제 조건이 한 가지 더 있는데, 검은색 유리병에 담긴 것을 선택해야 한다는 것이다. 이는 모든 기름 선택에 공통되는 점이다.

식물성 기름은 원래 산화하거나 변하기 쉬운 특성이 있는데, 이것을 막기 위해 저온 압착으로 정성껏 만든 좋은 기름은 빛을 차단하는 검은색 병에 담겨 있다. 빛으로 인한 변질을 막기 위해서다. 또한 플라스틱은 장기간 보존하면 살짝 녹아내리기 때문에 좋은 기름은 플라스틱 용기에 담지 않는다.

# 변비부터
# 개선하자

변비가 있으면 장내가 지저분해지고 연동 운동을 방해하여, 장의 영양 흡수가 나빠진다. 몸에 필요한 영양이 부족하면 뇌는 '영양이 부족하므로 조금 더 먹어'라고 명령을 내린다. 배는 잔뜩 부른데, 더 먹고 싶다며 꾸역꾸역 계속 음식을 먹었던 일은 누구에게나 있을 것이다. 어쩌면 변비가 식욕을 과도하게 부추겼을지도 모른다.

또한, 변비는 원활한 신진대사도 방해한다. 우리 몸은 끊임없이 오래된 세포와 새로운 세포가 교체된다는 사실을 이미 설명했다. 이러한 신진대사가 이루어지면 세포 내의 미토콘드리아도 새롭게 생성된다. 새로운 미토콘드리아의 기능이 활성화되면 에너지를 소비하는 힘도 커진다. 자연스럽게 지방이 연소되어 쉽게 살이 빠지는 체질이 된다.

신진대사의 주기는 몸의 부위에 따라 각각 다른데, 가장 속도가 빠른 곳은 장이다. 불과 하루 만에 오래된 세포와 새로운 세포의 교체가 이루어진다. 그런데 대변이 장에 쌓여 있으면 장 운동을 방해하고 장 점막의 신진대사가 느려져 지방을 태우기 어려운 체질이 된다.

그렇다고 해서 변비약과 같은 약물을 함부로 사용해서는 안 된다. 변비약에 의지해 부자연스러운 변의를 일으키면, 뇌는 더 이상 자연스러운 변의를 감지하지 못하게 된다. 변비약을 사용하지 않으면 변의가 일어나지 않고 장 기능도 악화되어, 변비가 점점 더 심해지는 악순환에 빠진다.

이와 더불어 변비약은 대변과 함께 대장에 있는 모든 것들을 강제적으로 배출하기 때문에, 우리 몸에 중요한 장내 세균도 같이 내보낸다. 자연스럽게 유익균과 날씬균의 수도 줄어든다.

변비를 개선할 때 큰 활약을 하는 재료가 바로 올리브 오일이다. 올리브 오일은 장 기능을 촉진하는 역할을 하기 때문이다.

# 장 온도에
# 주목하라

올리브 오일은 소장에서 잘 흡수되지 않고 장 표면에 달라붙어 내용물을 쉽게 운반하는 기능이 있다. 또 보온 효과가 뛰어나, 장에 좋은 영향을 미친다.

장은 37℃ 전후의 온도로 따뜻할 때 가장 좋은 환경이 만들어진다.

장의 온도가 적당하면, 장내 세균의 번식력이 높아진다. 이와 동시에 장의 연동 운동도 활발해져 장 점막의 신진대사를 촉진하기 때문에, 허리 주위의 지방이 연소되어 살이 쉽게 빠진다.

장의 상태에 따라 다음과 같이 몸이 변화한다.

○ **장이 따뜻한 상태**  면역력이 높아지고, 질병에 잘 걸리지 않는 체질이 된다. 지방이 보온 기능을 높여 몸을 따뜻하게 만들고 지방의 연소율도 좋아진다.

○ **장이 차가운 상태**  장의 활동이 느려진다. 면역 기능의 활동도 나빠지고, 면역 세포의 움직임도 약해진다. 이렇게 되면 질병에 걸리기 쉽다.

이는 암으로 이어지기 쉽다. 암은 평균 체온 35℃의 냉한 체질인 사람에게서 발생하기 쉽고, 평균 체온 36.5℃ 이상의 사람에게는 발생하기 어렵다.


지방이 많은 사람은 몸이 차다는 특징이 있다. 지방은 열을 내지 않고, 내부의 온도를 유지하는 작용을 한다. 장이 차가워지면 지방도 차가워져 몸 전체가 쉽게 냉해진다. 체온이 떨어지면 지방을 연소하는 힘도 약해진다. 그래서 장이 차가우면 지방이 쌓이는 악순환이 반복되는 것이다.

# 아히요를
## 만들자

아히요는 뜨거운 올리브 오일에 채소나 버섯, 해산물을 익혀 먹는 스페인 요리다. 장을 따뜻하게 만드는 데 유용한 최고의 요리다.

### 아히요 만들기

**준비할 것**

□ 어패류      □ 닭고기      □ 채소

□ 버섯(취향에 따라 선택)      □ 마늘 약간      □ 붉은 고추 약간

□ 올리브오일 적당량      □ 소금 약간

**만드는 법**

1  작은 냄비에 좋아하는 재료(어패류, 닭고기, 채소, 버섯 등)를 넣는다.

2  잘게 썬 마늘과 붉은 고추를 넣는다.

3  재료가 살짝 잠길 정도의 올리브 오일과 소금을 넣고 중간 불로 익힌다.

# 마늘은 훌륭한
## 건강식품이다

마늘도 매일 먹으면 우리 몸에 아주 좋은 역할을 한다. 마늘은 '디자이너 푸드 피라미드'의 최정상에 올랐다. 이 피라미드는 1990년 미국 국립암연구소(NCI)가 작성했는데, 암 예방에 좋은 식물성 음식 재료를 효과가 높은 순서대로 정리해 피라미드 형태로 나타낸 것이다.

피라미드의 최정상에 오른 마늘은 강력한 항산화 물질인 알리신을 함유하고 있다. 이 항산화 물질이 암세포가 생기는 원인 중 하나인 활성 산소를 없앤다. 더구나 알리신은 장을 자극해 연동 운동을 활발하게 만드는 효과도 있다. 이는 변비를 해소하고 장내 환경을 정돈해준다.

알리신은 마늘에서 풍기는 특유한 냄새의 원인이기도 하다. 알리신은 마늘을 자르거나, 갈 때 생긴다. 또한 공기나 열 등의 영향을 받으면 아호엔이나 알릴 메틸 설파이드와 같은 여러 좋은 성분이 만들어진다. 아호엔은 항암 작용을 하고, 알릴 메틸 설파이드는 혈소판 덩어리를 억제하는 작용이 있어 우리 몸에 혈전이 생기는 것을 막는다.

마늘에 올리브 오일을 더하면 알리신은 건강에 좋은 다양한 성분으로 변한다. 그중 하나인 디알릴 설파이드는 암세포의 증식을 억제할 뿐만 아니라 암세포를 죽이는 작용이 있어 주목받고 있다. 이러한 이유로 마늘과 올리브 오일로 만드는 갈릭 오일을 권하고자 한다.

갈릭 오일을 만들어 장기간 숙성하면 S-알릴시스테인이 생긴다. 이것은 면역력을 높이고 혈액 순환을 촉진하는 기능을 한다. 암세포의 증식을 억제해 암을 예방하는 효과도 높아진다. 또한 당과 지방을 연소하기 쉽게 만들어 다이어트 효과도 기대할 수 있다.

●
# 간단히 만드는
# 갈릭 오일

아히요는 변비를 해소하는 훌륭한 효과가 있지만, 칼로리가 높아 매일 먹기는 부담스럽다. 이때, 추천하고 싶은 것이 바로 갈릭 오일이다.

갈릭 오일을 만드는 법 역시 간단하다.

---

## 🍴 갈릭 오일 만들기

**준비할 것**

☐ 마늘 약간　　　　　☐ 올리브 오일 적당량

**만드는 법**

1　마늘 껍질을 벗기고 잘게 썬다.

2　잘게 썬 마늘을 저장용 병의 80% 정도까지 채운다.

3　마늘이 잠길 때까지 올리브 오일을 붓는다.

4　며칠이 지나 오일에서 마늘 향이 나면 완성이다.

---

갈릭 오일을 만들고 나서는 직사광선을 피해 서늘하고 어두운 곳에 보관해야 한다.

덧붙여 만든 날로부터 2주 정도는 뚜껑을 헐겁게 닫아야 한다. 마늘에서 가스가 나오기 때문에 가스가 제거될 시간이 필요하기 때문이다. 2주가 지나면 뚜껑을 꼭 닫아도 된다.

## 흑마늘로
## 두 배 건강해지기

마늘을 숙성시켜서 먹는 또 다른 방법으로, 흑마늘이 있다. 마늘을 숙성하면 S-알릴시스테인의 생성량도 늘어난다. 일반 마늘보다 면역력 증강, 항산화 작용, 암 예방 효과가 더욱 높아진다. 여름에 먹으면 더위를 예방하고, 겨울에 먹으면 감기 예방에 도움이 된다.

새까만 색을 보고 놀라는 사람도 있는데, 맛은 말린 프룬처럼 새콤달콤하면서도 마늘의 풍미가 살아 있다. 하루에 한 개씩 먹어도 질리지 않을 뿐만 아니라, 일반 마늘처럼 독한 냄새가 남지 않는다.

흑마늘은 집에서도 손쉽게 만들 수 있다. 전기밥솥 안에 면보자기를 깔고 통마늘을 은박지나 신문지에 싸서 넣는다. 전기밥솥의 보온 버튼을 누르고 10일~2주간 기다리면 된다. 완성될 때까지 며칠에 한 번씩은 밥솥에 생긴 수분을 제거하고, 위아래로 마늘의 위치를 바꾸기만 하면 완성이다.

만드는 방법은 간단하지만, 숙성이 시작되면 심한 냄새가 난다. 밥솥이 완전히 들어가는 크기의 상자를 준비하여 비에 맞지 않도록 만든 후에 밖에 놓으면 좋다. 숙성 기간에는 밥솥을 사용할 수 없으므로, 흑마늘 전용 밥솥을 따로 준비하면 편리하다.

전기밥솥으로 만드는 것보다 맛은 덜하지만 굽는 방법도 있다. 통마늘 윗부분을 잘라내고 손질한 후, 은박지로 세 겹 에워싼다. 생선을 굽는 그릴 위에 올려서 15분, 뒤집어서 15분 동안 굽는다. 그대로 3일 정도 상온에서 보존하면 된다. 이때에도 냄새가 풍기므로 보존하는 동안에는 밀폐 용기에 넣으면 좋다.

# 이것만은
# 기억하자!

- 트랜스 지방은 건강을 해치므로 피해야 한다.

- 엑스트라 버진 올리브 오일을 선택할 것을 권한다.

- 올리브 오일은 장을 따뜻하게 만들고 장의 연동 운동을 촉진한다.

- 장의 온도에 따라 몸은 변화하므로, 장을 따뜻하게 유지하는 것이 좋다.

- 마늘의 알리신 성분은 항산화 물질을 함유하고 있으며 장내 환경을 정돈하는 역할도 한다.

- 마늘과 올리브 오일로 만든 갈릭 오일을 만들어두자.

- 흑마늘은 일반 마늘보다 면역력 증강, 항산화 작용, 암 예방 등의 효과가 더욱 높다.

# 10장

# 지방을 태우는
# 우메보시

# 다이어트 효과를
# 높이는 음식

우메보시는 매실을 소금에 절여서 만든 음식으로, 일본식 매실 절임이다.

우메보시 연구의 일인자로 알려진 와카야마현립 의과대학의 우쓰노미야 히로토시 준교수 등은 남녀 합계 528명을 대상으로, 우메보시 섭취와 건강 상태를 조사한 역학 연구 결과를 발표했다. 이 연구에서는 비만에 대한 조사도 함께 이루어졌다.

결과는 연령에 상관없이 우메보시를 매일 3개 이상 먹는 그룹의 체질량지수(BMI) 값이 가장 낮게 나타났다. 이러한 우메보시의 다이어트 효과는 바닐린 성분 때문이다.

바닐린이 장에서 흡수되면, 지방 세포를 자극한다. 그러면 지방 세포가 연소되어 작아지고 체중이 감소한다. 바닐린은 우메보시 특유의 성분이다. 우메보시 이외의 식품에는 거의 들어있지 않다고 보면 된다.

## 가열하면
## 바닐린의 양은 증가한다

바닐린을 효율적으로 섭취하려면, 우메보시를 가열하면 된다. 그러면 바닐린의 양이 증가한다. 이와 함께 우메보시의 구연산이 당분과 결합하여 무메후랄이 만들어지는데, 이 성분은 혈류를 좋게 하는 작용을 한다.

우메보시를 구워서 먹으면 다이어트 효과가 높아지고 하루에 3개씩 먹으면 몸속의 지방을 태우는 효과가 더욱 높아진다고 알려져 있다.

일단 만들어진 바닐린의 양은 식어도 줄지 않으니, 며칠에 한 번씩 만들어두면 먹기 편리하다.

우메보시를 굽는 방법은 세 가지가 있다.

○ 프라이팬에 기름을 두르지 않고 그대로 올려, 타지 않도록 앞뒤로 굴리면서 굽는다.

○ 은박지에 싸서 토스터로 10분 정도 굽는다.

○ 작은 접시에 담고 랩으로 싼 후, 약 1분간 전자레인지로 데운다.

다만 주의해야 할 점은 전자레인지는 단시간에 고온으로 가열하기 때문에 당과 단백질이 결합하기 쉬워 활성 산소보다 더 나쁜 AGE(당화 최종 산물)가 발생하기 쉬우므로 가급적 짧은 시간 내에 가열하는 것이 중요하다.

# 파일로리균을
# 잘 관리하자

우메보시에서 나는 신맛의 정체는 구연산이다. 구연산은 에너지 대사를 활성화해, 효과적으로 에너지를 만들고 소비해 다이어트 효과를 높인다. 또한 대사를 원활하게 하는 기능이 있어 피로 회복에도 좋다. 항균 작용도 뛰어나 구연산이 장내에 들어오면 유해균의 번식을 막는다. 우메보시에 포함된 카테킨도 유해균 증식을 억제하는 작용을 한다.

우쓰노미야 준교수 등의 연구에 의하면 우메보시는 파일로리균의 기능을 억제하는 효과가 있다. 파일로리균은 위암의 원인균으로 알려져 있지만, 이 부분은 다시 한번 생각해볼 필요가 있다. 파일로리균은 만성 위염이나 위궤양 등으로 위 점막이 헐면, 그곳에 모여 나쁜 작용을 하며 위암을 만든다. 하지만 그것은 만성 위염이나 위궤양이 있을 때다. 파일로리균은 중간균으로 위 상태가 좋지 않으면 나쁜 작용을 하지만, 위 상태가 좋으면 좋은 작용을 한다. 파일로리균은 위벽을 부드럽게 만들어 위산이 위 점막을 손상시키는 것을 방지하고, 위산이 식도로 역류하는 것을 막는 기능도 있다. 실제로 파일로리균을 약물의 힘으로 쫓아낸 후 역류성 식도염에 걸린 사람도 있다. 이 증상이 나타나면 위산이 식도를 타고 올라와 속 쓰림이 생기기 쉽다. 위산으로 인해 식도에 상처가 나서 발생하는 식도암의 원인 중 하나다.

다시 말해, 파일로리균을 없애는 일은 위암 발병률을 낮추지만, 역류성 식도염이나 식도암의 위험성을 높이는 행위라고도 할 수 있다.

만성 위염이나 위궤양이 없다면 장내 세균과 마찬가지로 파일로리균도 몸속에서 잘 키워 건강에 도움이 되도록 하자.

이를 생각하면, 우메보시를 챙겨 먹는 것이 좋다.

우메보시에 포함된 시링가레시놀에는 파일로리균의 운동 능력을 조절하는 기능이 있다. 이 성분이 더해지면 파일로리균이 잠잠해지고 활동을 멈춘다. 이러한 효과를 얻으려면, 우메보시를 매일 1~3개 정도는 먹어야 한다.

# 우메보시의
# 여러 효과들

우메보시는 혈압 상승을 억제한다는 사실이 밝혀졌다. 혈액의 흐름을 원활하게 하고, 혈당치를 낮추는 기능도 있다. 고혈압이나 동맥 경화, 당뇨병의 개선도 기대할 수 있다. 또한 인플루엔자 바이러스의 증식을 막는 성분이 있다는 사실도 확인되었다.

그러나, 적당량을 먹는 일이 무엇보다 중요하다. 1개에 10g의 염분 10%짜리 우메보시에는 1g의 염분이 들어 있다. 하루 권장 염분 섭취량은 건강한 성인 남성의 경우 8g 미만, 마찬가지로 건강한 성인 여성은 7g 미만이다. 높은 건강 효과와 염분 과다 섭취를 방지하기 위한 우메보시 섭취 적당량은 하루에 3개라고 할 수 있다.

우메보시를 요리할 때 양념으로 사용하면 소금 사용량을 줄일 수 있다. 구운 우메보시를 곱게 다져 드레싱이나 소스로 활용하는 것도 추천한다.

구운 우메보시로 우메보시 차를 만들어 마시는 것도 좋은 방법이다. 머그잔에 구운 우메보시 하나를 넣고 따뜻한 물을

부으면 차가 된다. 이 차를 마시면, 장이 뜨끈뜨끈해지고 기운
이 나며 마음마저 편안해진다. 피로 회복의 효과도 있다. 구운
우메보시 하나로도 맛이 잘 우러나 2~3잔의 차를 마실 수 있
다. 맛이 연해지면 우메보시를 꺼내 그대로 먹어도 된다. 우메
보시 차는 감기에 걸렸을 때도 추천한다. 혈류를 좋게 하고 면
역력을 높여 감기가 빨리 나을 수 있도록 도와준다.

# 예뻐지는
## 우메보시 요구르트

우메보시 요구르트는 맛있고, 다이어트 효과도 높다.

플레인 요구르트에 우메보시를 올린 후에 으깨면서 요구르트와 함께 먹으면 된다. 우메보시의 신맛과 짠맛이 요구르트와 잘 어우러진다.

몸에 좋은 변화가 나타나면, 사람은 그 음식을 맛있다고 느끼고 또 먹고 싶어지게 된다. 우메보시 요구르트를 먹으면 그렇게 될 것이다.

이러한 몸의 작은 반응에 귀를 기울이는 일도 다이어트에 성공할 수 있는 중요 포인트다.

우메보시는 안티에이징 효과도 있어, 매일 먹으면 피부가 좋아진다. 항산화 작용이 아주 뛰어난 리그난 물질이 포함되어 있기 때문이다. 활성 산소는 피부에 기미나 주름이 생기게 만든다. 이러한 작용을 리그난이 억제하여, 피부 개선 효과가 높아지는 것이다.

# 이것만은
# 기억하자!

- 지방 세포를 연소시키는 성분인 바닐린이 우메보시에 포함되어 있다.

- 구운 우메보시에는 바닐린의 양이 더 많아, 지방을 태우는 효과가 더 좋다.

- 몸속 파일로리균이 긍정적인 작용을 할 수 있도록 관리하는 것이 중요하다.

- 우메보시는 혈액의 흐름을 원활하게 만들고 혈당치를 낮추는 등 여러 효능을 기대할 수 있다.

- 우메보시를 하루에 3개씩 먹길 권한다.

- 우메보시 차, 우메보시 요구르트를 먹으면 쉽게 살이 빠지고, 노화 방지에도 좋다.

부록

## 아침 · 점심 · 저녁 식단에서 기억할 것

총 10장에 걸쳐, 뚱보균과 유해균을 줄이고 날씬균과 유익균을 늘리는 음식에 대해서 이야기했다. 이 책에서 소개한 요리는 모두 간단한 것들이다. 건강한 식사와 다이어트에 관심이 많은 사람은 오늘부터 평생 살찌지 않는 기적의 식사법을 시작할 수 있을 것이다. 평소에 요리를 하지 않는 사람, 바빠서 외식을 자주 하는 사람도 말이다.

이때 각 끼니마다 기억하면 좋은 것들이 있다. 이를 알아두면 더욱 큰 효과를 볼 수 있다.

## 다이어트 성분을 쉽게 흡수하는 아침

보통 아침 7시부터 9시가 장의 소화 흡수력이 가장 높다. 이 시간대에 섭취한 음식은 몸에 효율적으로 흡수된다. 그래서 다이어트 효과가 높은 성분을 몸에 전달하기 쉽다.

그런데 아침에 배가 고프지 않다는 사람도 있다. 이유는 전날 밤 식사량이 너무 많았기 때문일 것이다. 밤중에 많이 먹으면 장의 리듬이 깨져 다음 날 아침에 속이 더부룩하게 느껴진다. 아침을 못 먹겠다는 사람은 우선 밤에 먹는 양을 지금의 80% 정도로 줄여보자. 쌀밥을 주식으로 먹는 사람이라면 쌀밥의 양을 줄이는 것만으로도 충분하다. 저녁 술자리가 있다면, 두 잔만 먹는 것이 좋다. 술을 많이 마시면 면역력이 떨어지고 장에 부담이 되어 장내 환경을 해치는 원인이 된다. 아침을 맛있게 먹으려면, 가벼운 저녁과 철저한 음주 제한이 매우 중요하다.

## 장에 해로운 음식이 들어오기 쉬운 점심

회사원이라면, 점심은 외식이 기본이다. 식품 첨가물처럼 장에 나쁜 성분이 몸속으로 들어오기 쉬운 시간도 점심때부터다. 도시락을 싸는 게 가장 좋지만, 어려운 일이다.

반찬은 먹되, 쌀밥 대신 오곡밥이나 현미밥을 선택하는 것이 장내 환경을 위해 좋다.

식사는 하루에 세 번 꼬박꼬박 먹어야 한다. 점심때 장에 해로운 음식을 먹었다고 해도, 아침과 저녁에 장내 세균이 좋아할 먹이를 주면 균형이 맞춰진다. 당일에 장내 환경을 바로 되돌릴 수 없다면 다음 날 아침에 양배추 초절임과 양파 초절임을 모두 섭취해 유익균이 좋아하는 먹이를 주면 된다.

이처럼 자신이 실천할 수 있는 범위에서 최대한 노력하여 건강한 식단으로 챙겨 먹을 것을 권한다.

## 주기적으로, 풍성한 채소와 스테이크를 즐겨도 좋은 저녁

일주일에 두 번 정도는 건강을 위해 스테이크 등의 육류를 먹으며 단백질과 기력을 보충해도 좋다. 다만, 스테이크는 지방이 많아 유해균이 좋아하는 먹이가 되기도 한다. 유해균이 우세한 장이 되지 않도록 스테이크를 먹을 때는 식이섬유 섭취에도 많은 신경을 써야 한다. 활성 산소를 없애는 일도 중요하기 때문에 채소 샐러드를 만들어 듬뿍 먹는 것이 좋다.

외식을 할 때는 메뉴가 다양해, 장이 원하는 음식을 골라 먹을 수 있는 곳으로 가면 좋다. 화학 합성 첨가물을 먹지 않는 생활을 하면, 혀 본래의 감각이 돌아온다. 부자연스러운 음식이 혀에 닿으면 민감하게 반응하며, 맛이 없다고 알려준다. 이 책에서 소개한 식사법을 시작한 후 보통 2주 정도 지나면 혀 본래의 감각이 돌아올 것이다.

옮긴이 **최예은**

일본 국립 나라여자대학교 대학원에서 노인복지와 사회복지정책(Ph.D)을 전공했다. 현재 기업 연구소에서 전문 연구원으로 근무하고 있다. 좋은 책을 함께 나누고 싶어 글밥아카데미를 수료한 후 전문 번역가로 활동 중이다. 옮긴 책으로는《백 살까지 살 각오는 하셨습니까?》《논어와 주판》《도쿄대 고령사회 교과서》등이 있다.

**평생
살찌지 않는
기적의
식사법**

**1판 1쇄 인쇄** 2019년 10월 30일
**1판 1쇄 발행** 2019년 11월 11일

**지은이** 후지타 고이치로
**옮긴이** 최예은
**감수** 김남규

**발행인** 양원석　**본부장** 김순미　**편집장** 차선화　**책임편집** 윤미희
**디자인** RHK 디자인팀 강소정, 김미선
**해외저작권** 최푸름　**제작** 문태일, 안성현
**영업마케팅** 최창규, 김용환, 윤우성, 양정길, 이은혜, 신우섭,
　　　　　　유가형, 김유정, 임도진, 정문희, 신예은, 유수정

**펴낸 곳** ㈜알에이치코리아
**주소** 서울시 금천구 가산디지털2로 53, 20층 (가산동, 한라시그마밸리)
**편집문의** 02-6443-8854　**구입문의** 02-6443-8838
**홈페이지** http://rhk.co.kr　**등록** 2004년 1월 15일 제2-3726호

ISBN 978-89-255-6794-5 (03510)